The
GENECIALIST
Manifesto

ジェネシャリスト宣言

岩田健太郎
神戸大学微生物感染症学講座感染治療学教授

中外医学社

はじめに

　昔から，「なんとかとかんとかをいっしょにすんな」という言い方に不満だった．もちろん，あらゆる事象には違いがある．二つと同じものはあり得ないのであり，それは例えば一卵性双生児でもそうであるし，二つの水素原子であっても，もしかしたら異なる原子なのかもしれないのだ．

　が，それは「たいした違いではない」ことも多い．

　違いがあることはグループ化を禁止しない．ここがスタート地点である．

　難しい話ではない．世の中に全く同じ疾患は二つとなく，全ての疾患には個別性がある．しかし，我々はそれを例えば「肺炎」とグループ化する．それだけのことだ．

　それでも「いっしょにすんな」と強弁するとすれば，それはその人の「いっしょにされてたまるか」という思いが乗っかっているだけなのである．で，この「いっしょにされてたまるか」はいろいろな問題の遠因となる．例えば，差別とか．

　もう10年以上前の話になるが，なにかの議論をしていた時，千葉大学の生坂政臣先生が，「これはプライマリケア医でないとわからない」というような意味の発言をされた．なんの話題だったかは思い出せない．で，ぼくが「いや，ぼくもそれについてはよく理解できますよ」と申し上げたら，生坂先生は「それは岩田先生が北京で家庭医をしていたからですよ」とおっしゃった．

そうかもしれない，と思った．でも，本当にそうなのかな，とも思った．このへんが「ジェネシャリ」のイメージをわりと明確に持ち，理論化しようと決意したときだと思う．

　本書の骨子は論文化されている．一気呵成に書いた後，サンフランシスコでローレンス・ティアニー・Jr. (LT) に見てもらった（International Journal of General Medicine 2013; 6: 221-6）．LT はとくに理路などについては意見しなかったが，いくつかの有用な助言をくださった．この場を借りて改めてお礼申し上げたい．

　現在の日本医学界において，ジェネシャリストはごく少数派に属する（本書で述べたが，いないわけではない）．よって，本書の内容はほとんどの読者の共感を得ないであろうことは覚悟している．しかし，日本の医療の未来において，これこそが，これだけが，おそらくは唯一のソリューションであろうことを予見している以上，そこは覚悟の上で申し上げねばならないのである．ご批判は甘んじて受ける．

　　2018 年 10 月

　　　　　　　　　　　　　　　　　　　　　　岩田健太郎

CONTENTS

1 医療において，全ての二元論は克服されねばならない　002
2 二元論の克服──ヘーゲルとマルクス　006
3 なぜ，二元論が問題なのか──その1　臨床医学と基礎医学　010
4 なぜ，二元論が問題なのか──その2　アメリカ医療と日本医療　014
5 なぜ，二元論が問題なのか──その3　大学病院と市中病院　018
6 なぜ，二元論が問題なのか──その4　男と女　022
7 なぜ，二元論が問題なのか──その5　ワークとライフ　030
8 医療の世界は「グレー」ディエント　034
9 アンチ・スペシャリスト・ルサンチマン　038
10 ジェネラリスト・バッシング　042
11 ジェネラリストの「無知の体系」　046
12 スペシャリストの「無知の体系」　050
13 ジェネシャリストとは何か──ウィトゲンシュタイン的に考える　054
14 知の総量と，無知の知　058
15 ジェネシャリストの三角形　062
16 ジェネシャリストは現前する　066
17 ジェネシャリストと人的効率　070
18 ジェネシャリストと地域医療，そして大学病院　074
19 ジェネシャリストの育成は，学生のときから始まっている　078
20 ジェネシャリストとコンサルテーション
　　──その1　コンサルターとして　082
21 ジェネシャリストとコンサルテーション
　　──その2　コンサルタントとして　086

22	三角形の表現形は多様であってよい	090
23	複数の「とげ」が飛び出るスーパー・ジェネシャリスト	094
24	ジェネシャリスト診断学──その1　ジェネラルに考える	098
25	ジェネシャリスト診断学──その2　スペシャルに考える	102
26	無知と配慮の診断学	106
27	情報集めの方法論──PubMedとハリソン	110
28	なぜ日本の内科教科書は"ダメ"なのか	114
29	ヘルシズムの呪縛から逃れる	118
30	ポリファーマシーという問題と，ジェネシャリスト	122
31	番外編：イギリスの感染症専門医後期研修カリキュラムのすごさ	126
32	評価について──その1　スペシャリストによるジェネラリスト評価の辛辣さ	130
33	評価について──その2　評価一般について	134
34	評価について──番外編　経歴詐称について	138
35	番外編：寿司の技術は1年で学べるか？　医者の技術は？	142
36	グランド・ラウンズのすすめ	146
37	専門医教育と専門医の在り方──ついでにやらないために	150
38	"ABIM論争"に見る専門医制度とジェネシャリストの生涯学習について	154
39	進歩の原理──生涯学習の態度と方法	158
40	日本の医者の"無敵感"──その1　反省のない文化	162
41	日本の医者の"無敵感"──その2　M&Mのすすめ	166
42	世界史と日本史──ジェネラルとスペシャル	170

43	知識と技術——ジェネシャリの"弱点"論	174
44	睡眠・休養と安全	178
45	多様性を認めるということ	182
46	「患者」と「患者以外」の二元論——患者にも"責任"がある	186
47	"ジェネラリスト"再考——実は"医療のスペシャリスト"	190
48	"スペシャリスト"再考——ハードルの低い"スペシャル"	194
49	エコノミカルなジェネシャリ	198
50	「グローバル化」の意味は何か	202
51	エリーティズムとボトムアップ——自己を肯定しつつ，否定する	206
52	"ジェネラルとスペシャル"再々考——フレームワークを壊せるか？	210
53	ジェネシャリストの三角形は「三歩進んで二歩下がる」で成長させよ	214
54	ジェネシャリの未来	218

固定の視座と流動の視座 ——「ジェネシャリスト宣言」解説—— 尾藤誠司 223

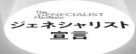

Are you ready to go?

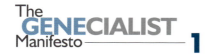

医療において，全ての二元論は克服されねばならない

　二元論という用語がある．英語ではdualismというが，「2つに分けられた状態」をそう呼ぶそうで，「2つに分けること」はdichotomyというそうだ[1]．ただ，dualismには哲学，神学，化学，音楽などさまざまな領域における固有な意味があるようで，例えば哲学用語におけるdualismには「物と精神を宇宙の根本原理とする見解」という意味もある[2]．ぼく的には，どちらかというとdichotomyのほうがここで言うところの二元論の訳にはふさわしいように思う．

　われわれは物事をなんでも2つに分けたがる．「世の中には2種類の人間がいる．物事をなんでも2種類に分けたがる人間と，そうでない人間だ」なんてジョークがあるくらいだ．医療の世界においても，二元論は普遍的だ．男性医師と女性医師，若手とベテラン，内科系と外科系，メジャーとマイナー，大学病院と市中病院，勤務医と開業医，診療と研究，基礎医学と臨床医学，都市と地方，米国（あるいは欧米）と日本，ワークとライフ，EBMとNBM，そしてジェネラリストとスペシャリスト．

　ところで，これら全ての二元論は「恣意的な」二元論である．われわれは分類が厳然たる事実から成っているかのような錯覚に陥っているがそうではない．われわれの恣意だけが分類を可能にするのである．

　哲学者のミシェル・フーコーは古代中国の百科事典を紹介している[3]．そこでは動物は下のように分類されている．

　　a）皇帝に属するもの

b）香の匂いを放つもの
　　　c）飼いならされたもの
　　　d）乳呑み豚
　　　e）人魚
　　　f）お話に出てくるもの
　　　g）放し飼いの犬
　　　h）この分類自体に含まれているもの
　　　i）気違いのように騒ぐもの
　　　j）算えきれぬもの
　　　k）駱駝の毛のごく細の毛筆で描かれたもの
　　　l）その他
　　　m）いましがた壺をこわしたもの
　　　n）とおくから蝿のように見えるもの
　これなんかかなり笑えるのだが，人の分類がいかに恣意的に作られているのか，よくわかる．それにしても，いかにしてこのような分類が成立したのか，想像するのは楽しいですね．

※

　以前，ある耳鼻科の先生と「メジャーとマイナー」の話をしていて気がついたのだが，あの「メジャー」とか「マイナー」というのも特に確たる論理的な基準があって分類されているわけではない．「なんとなく」成立した分類である．例えば，整形外科．ある医学生へのアンケートでは，整形外科をメジャーとみなす者と，マイナーとみなす者は，ほぼ半々であったという[4]．この「みなす」という言葉が示唆的である．通常，判断というものは事実があって，事実解釈⇒判断という順番で進むと考えがちであるが，そうではなくて，多くの場合，判断（みなし）が先行して，そこに事実や根拠を後付けしているのである．医学専門領域にメジャーとかマイナーという厳然たる「事実」があるわけではない．そこにあるのは主観的な解釈だけである．われわれは主観的に整形外科をメジャーだとか，マイナーだとか直観し，そ

の後で根拠を後付けするのである.

　いやいや，厚生労働省の医師臨床研修制度必修科目に整形外科は入っていないから[5]，という反論も間違いである．あれもまさに判断が先行しており，それを形式化しただけなのだから．形式が根拠に転ずる事例は特に日本でとても多いですね，それにしても．

　脳科学の実験でもこの「後付け」(postdiction) を示唆するものがあるそうだが[6]，脳科学や心理学の実験の過度な一般化は，マウスの実験の臨床応用みたいにやや危険だと思うのでここでは深入りしない（脳科学や心理学の基礎実験を過度にストレッチした「人生やビジネスがうまくいく的ハウツウ本」って本当に多いですよね）．

　そのことが，良いとか悪いとかを申し上げているのではない．「そういうものだ」ということを申し上げているのである．

❖

　このように，二元論は全て恣意性だけをもって根拠付けられる分類である．いやいや，男と女は違うでしょ，という意見もあるかもしれないが，「男性医師」と「女性医師」を別物と分類する根拠は恣意性にしかない（そもそも，男と女の区別自体，かなり恣意的に行われているけど，その話はまた別の所で）．

　ある対象をネーミングし，恣意によってその名前によって分類されていることを看破したのが構造主義であった．言語学者のフェルディナン・ド・ソシュールとか，人類学者のクロード・レヴィ＝ストロースたちが始めた考え方である．日本では 1980 年代のニューアカに象徴されるように，「今流行っていること」に飛びつき，それ以前の概念を「もう古いよ」と捨ててしまう悪いクセがある．構造主義もポスト構造主義の出現とともに，「あんなの古いよ」と古着を捨てるようにポイッとあしらわれてしまったのだけれど，近年になってそのような思想の流行最先端追っかけみたいな軽薄な態度は（バブル崩壊とシンクロして）だんだんなくなってきました．もっとも，流行りの先端を追っかけないと気が済まないというのは日本のアカデミズムでは今

でも普遍的で，多くの人は本稿執筆時点（2013年7月）でiPSとか震災対策とかに飛びつ……うわっ，なにをする，やめｒくぁｗせｄｒｆｔｇｙふじこｌｐ

で，最近では池田清彦，西條剛央，内田樹，名郷直樹（敬称略）といった各界の論客が出てきて，思想の流行りに飛びついては捨てるという軽薄な態度から，日本における地に足の着いた構造主義の再評価が起きている，と思う．

さて，繰り返す．医療において二元論は普遍的であるが，それは全て恣意によって規定されている二元論である．そして，ぼくはこの二元論は全て克服されねばならないと考える．なぜ，そう考えるのか．どうやって，克服するのか．次章以降にその理路をお示しする．

◆参考文献
1) UsingEnglish.com
2) 小西友七, 編. ランダムハウス英和大辞典. 第2版. 小学館; 1993.
3) ミシェル・フーコー. 言葉と物―人文科学の考古学. 渡辺一民, 佐々木明, 訳. 新潮社; 1974. p.13.
4) 山下敏彦. 整形外科はマイナーか. 臨整外. 2003; 38(9): 1131-2.
5) 厚生労働省. 医師臨床研修制度の見直しについて.
6) Eagleman DM, et al. Motion integration and postdiction in visual awareness. Science. 2000; 287(5460): 2036-8.

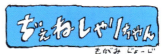
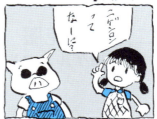
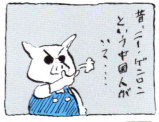
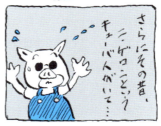
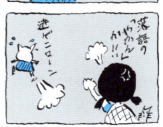

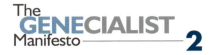

二元論の克服
——ヘーゲルとマルクス

　ま，タイトルでドン引きしないでくださいね．ぼくは哲学も経済学も素人なので，あくまで素人流の解釈です．

　結論から言うと，ヘーゲルもマルクスも二元論を克服しようとしてある程度成功し，そして失敗した，というのがぼくの解釈だ．

　ヘーゲルはある命題（テーゼ）と反命題（アンチテーゼ）の「どちらか」という議論で終わらず（これが二元論），両者を統合するかたちで新たなる命題（ジンテーゼ）をもたらした．そのプロセスをアウフヘーベンと言ったわけである．日本語では止揚，なんてワケワカンナイ訳語があるが．このような思考法を弁証法と言ったのである．少なくとも，ヘーゲル的には．

　1960年代くらいの本を読むと，なにかにつけて「これはなんとかの弁証法である」という口調があるが，ああいう「弁証法」の使い方は，ぼくにはよくわからない．単に当時流行っていたから使っていただけのように，思える．じぇじぇ．

　ヘーゲルはこうやって，弁証法を使いながら，思考に思考を重ねていけば，アウフヘーベンという階段を登りに登ってどんどんベターな考えになっていくんじゃないかと考えた……んじゃないかとぼくは考える．

❖

　が，人間は歴史を通じて階段を登るようにベターになっていく，といったヘーゲルの考えはナイーブに過ぎないことを，その歴史そのものが（特にドイツの近代史が）看破してしまった．理想の国家社会も遠い遠い存在で，本当に存在し得るのかもはなはだ疑問である．『歴史哲学講義』[1]を読めばわ

かるように，ヘーゲルさんのアジア蔑視はかなり強烈で，本当のところは彼もけっこう（西洋 vs. アジアという）二元論的世界に染まっちゃってたんじゃないか，とぼくは思う．むしろ先達のカントのほうが日本の鎖国を擁護していたり，より西洋中心主義から自由だったようにも思える[2]．

ま，ヘーゲルさんのような西洋中心主義は，当時の西洋においてあまりに支配的な考え方すぎて，当たり前な考え方すぎて，特に意識することもできなかっただろう．これが大胆に，そして残酷にひっくり返されるには，ジョゼフ・コンラッド，クロード・レヴィ＝ストロース，そしてジャレド・ダイアモンドたちの登場を必要とするのである．

どうでもいいですが，ヘーゲルの肖像（Wikipedia で簡単に見つかります）を見ると厳しい，冗談の通じないおじいちゃん，という感じだが，彼が主著『精神現象学』を書いたのはヘーゲルがまだ 37 歳のときである．今のぼく（47 歳）よりずっと若かったときだよ．いずれにしてもヘーゲルが掛け値なしの大天才だったことは，間違いない．その大天才ぶりが，どのくらいのものだったのかすら，ぼくには展望できないけれど，そう直感はできる．

❖

ヘーゲルたちの時代はドイツ観念論の時代であり，それは「机の上でものを考える演繹法」である．カール・マルクスはヘーゲルから大きな影響を受けたが，しかしその観念論はリアリティーを欠く点で不満だった．地に足がついていないようで，マルクスはそういうのが感覚的に嫌いだったんじゃないだろうか（たぶん）．で，マルクスは史的唯物論に向かっていくのだが，そこにはぼくらは向かわない．本題からずれちゃうから．

マルクスは，資本家（ブルジョワジー）vs. 労働者（プロレタリアート）という二元論的世界を克服しようとした人だ．どうやって？　労働者の資本家に対する階級闘争によって．革命によって．ブルジョワジーの打倒により，プロレタリアートの社会をつくることによって．

したがって，マルクスは二元論の克服を，一方が他方を破壊する形で，二元論から一元論にしてしまう形で，克服しようと考えた……んじゃないかと

ぼくは考える．

　しかし，それはうまくいかなかった．それはマルクスの思想がよいとか悪いとかいう問題ではないと思う（それも二元論だよね）．ぼくはマルクスから学ぶことはまだまだたくさんあると直感しているが（なぜ「直感」というかというと，まだ学べていないから，それが何なのかわからないのだ），そういう人物評価とはまた別の話として，二元論の克服はうまくいかなかった．

　二元論は問題だが，一元論はさらに問題である．それは，全体主義との仲のいいお友達だからである．ていうか，一元論を突き詰めると自然，全体主義になっちゃうに決まっているのだ．

　案の定，マルクス主義を信奉し，社会主義国家を樹立した国々はほとんど全体主義国家になっていき，そして没落していった．社会主義だから没落したのではない．全体主義，一元論で世界を切り取ろうとしたから没落したのである．ま，ぼくは歴史学者でも政治学者でもないから，ここは単なる直感的感想にすぎないけれど．

✣

　二元論は克服しなければならない．しかし，一方が他方を攻撃して退治するような形で，一元論に収斂する形で克服するのは，最悪の克服の方法である．これから説明するように，二元論の世界では一方が他方を攻撃し，軽蔑し，己の他に対する優位性を強調する形でヘゲモニー争いが行われるが，その先にある一元論的社会の恐ろしさをよく理解した上でそのような攻撃が行われているかというと，はなはだ疑問である．

　かといって，冷笑的な「評論家」的人物が好んでするように，高みの見物を決め込み，二者のパワーバランスを解説して，「現実とはこんなもんだよ，へへへ」とニヒルな態度をとるのも，もっと気持ちが悪い．黒澤明の『用心棒』的計略を持っての高みの見物なら話は別だが，そこまで深く考えられていることは，ほぼ皆無である．基本的に，冷笑的な「評論家」的人物は現在を解説できても，未来は展望できないものである．過去に後知恵の解釈を提

供できても，未来を切り開く力は持たないものである．そもそも，ニヒルと力（マハト）は相性の悪い代物で同居はほぼあり得ない．

では，どうすればよいのか．その結論を焦る前に，われわれは医療の世界における二元論の問題を振り返らなければ，ならない．

◆参考文献
1) ヘーゲル．歴史哲学講義．長谷川宏，訳．岩波書店; 1994.
2) カント．永遠平和のために．宇都宮芳明，訳．岩波書店; 1985.

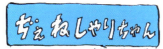
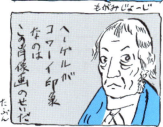
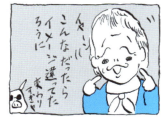
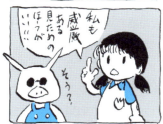
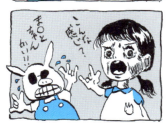

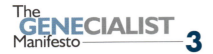

なぜ，二元論が問題なのか
──その1　臨床医学と基礎医学

　医療・医学の世界は，二元論に満ちている．

　例えば，臨床医学と基礎医学．一見，真逆の概念であるように感じられる両者であるが，両者は実は，つながっている．

　医学は，目的を持った学問である．ヒトの健康と幸福．その目的に合致する医学知識だけが善とされ，是とされる．たとえ科学的に「真」とされる事実であっても，それがヒトの健康と幸福に寄与しない場合，それは悪とされ，否定される．

　科学は一般的に真偽を問う学問である．もちろん，医学においても真と偽は重要である．データの捏造なんてもっての外だ．が，たとえそのデータが真であったとしても，善を伴わなければ，医学という学問はそれを認めない．

　基礎医学の領域においても，それが「医学」である以上，目的は同じである．最終的なゴールは臨床医学への橋渡し，そして実地診療への橋渡しだ．

　基礎医学と臨床医学はともに「患者の健康と幸福」という共通のゴールをめざす，プロセスの各所に過ぎない．したがって，両者は対立概念ではない．また，基礎医学を欠いては臨床医学は存在し得ず，臨床医学を欠いては基礎医学が存在する理由がない．両者は同じゴールをめざすだけでなく，それぞれに相補的であり，依存的なのである．

　基礎医学から臨床医学へのプロセスは連続的であり，両者は完全に分断されているわけではない．

　が，両者の距離はとても遠い．

医学が今ほど巨大な情報量を持たず，もっと素朴だった時代には，基礎医学の先には臨床医学が肉眼で見据えることができたものである．

　エドワード・ジェンナーは牛痘感染が天然痘感染を予防するという仮説に基づき，いきなりヒトでそれを検証した（人体実験）．18世紀は医学における経験主義（empiricism）から実証主義（positivism）への移行期である．「実験医学の父」と呼ばれるジョン・ハンターの影響を受けたジェンナーは，その素朴な実証主義を用いて基礎医学から臨床医学への文字通りの「命がけの飛躍」を行ったのである[1]．

　現在では，このような素朴な実証主義は医療倫理と完全にバッティングしてしまう．そこで，基礎医学の成果が臨床医学にバトンタッチする前に，たくさんのハードルが設けられた．両者の距離は伸びた．水平線の彼方に行ってしまった．基礎医学と臨床医学との長い長い距離は，両者を不可視（invisible）にしてしまった．

※

　遠い遠い基礎医学と臨床医学の距離．この距離を橋渡しするために，最近ではトランスレーショナル・リサーチなるものが存在する．

　とはいえ，距離の問題は深刻だ．トランスレーショナル・リサーチとか，クリニシャン・サイエンティストという呼称は結構なのだけれど，現実はそう簡単ではない．基礎医学の世界も，臨床医学の世界も，その世界の奥深さは相当なものだからである．両者の深みを同時に体験するのは，極めて困難な営為だからである．

　したがって，現実にはクリニシャン・サイエンティストと呼ばれる医師のほとんどは，実は基礎研究者プラス"ついでに"臨床をやっているというパターンである．

　"ついでに"半ちくに臨床医学に手を出すのは危険である．どのような世界でも半ちくに手を出すときと同じように．その広大な世界を表層的に，「こんなものか」と割りきってしまう．

　そのため，日本の多くの基礎医学者は，臨床医学を軽蔑する．日本の医学

部の大学教授は大多数が基礎医学者（や，クリニシャン・サイエンティストと称する基礎医学者）から構成されているので，日本の医学部も，全体において臨床医学を軽蔑する．いやいや，軽蔑なんてしていませんよ，と称する人は差別のなんたるかを理解していない．差別を自覚し「私は差別者ですよ」と公表する差別者はごく少数なのである．

　その軽蔑の眼差しに自覚的である市井の臨床屋もまた，基礎医学者を軽蔑し，「ネズミのお医者さん」などと揶揄する．博士号を獲得するためにちょっと基礎医学をかじっただけで，あるいはかじったことすらなく．これは鏡のように前段落と同じ問題の構造だ．ここでも二元論なのである．

　二元論を克服しなければならない．が，基礎医学と臨床医学の距離は遠い．簡単に両者間を行き来できないくらい，遠い．これは一見矛盾である．

　それを矛盾としないようにするためには，ぼくらの相当な覚悟と努力を必要とする．距離と連続性，という一見矛盾する，しかしよく考えれば全然矛盾していない概念を十全に理解する必要がある．それは，「無理解への配慮」と言い換えても，よい．

　日本では臨床屋が基礎実験を行い，基礎医学者に教えを請うて博士号を取得する，という習慣がある．これが臨床軽視の遠因になったのは事実である．しかし，そのような習慣に乏しいアメリカでは，臨床屋が基礎医学に全く無頓着にして無理解なこともある（分業社会ですから）．博士号が「足の裏の米粒」と揶揄される日本の習慣は，その世界観の構造が俯瞰されているときに限り，とても有効なシステムとなる可能性がある．

　基礎医学と臨床医学の距離は遠い．しかし，分断されていない，連続した概念である．日本の伝統的な「博士取っとく」習慣は，両者を分断しない効能があるが，本当は遠い両者の距離を「近い」と錯覚させる副作用がある．アメリカ的分業主義は両者の連続性そのものに無自覚にさせる．

　おそらくは，日本のほうが二元論克服のチャンスは大きい．

　「距離と連続性」問題の克服に必要なのは，「無理解への配慮」である．基礎医学者の多くは，臨床医学の世界の広さと深さを見たことがない．「その世界の広さを知らない」という理解が重要である．臨床屋の多くは……こっ

ちもおんなじ．無理解の自覚がもたらすべきは，「無関心」ではない．配慮である．相手への敬意，他者への配慮．これが「距離と連続性」という難問を解く，ほとんど唯一の方法である．相手の世界をチラ見して，そして「わからない」と宣言するのである．プライドの高い（ことが多い）医者にとって，「わからない」という宣言は難事である．スティーブ・ジョブズがなぜ「Stay foolish」と言ったのかが，ここでわかる．

これは上っ面のプライドの下に横たわる「真の矜持」の問題である．そして，勇気の問題でもある．

◆参考文献
1) 茨木　保, まんが医学の歴史. 医学書院; 2008.

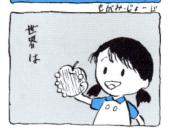
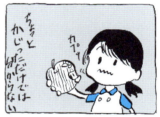
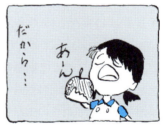
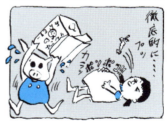

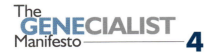

なぜ,二元論が問題なのか
——その2 アメリカ医療と日本医療

　前章で,ついうっかり「アメリカでは」と書いてしまった.本当は,そういう書き方にも十分注意が必要だ.それもまた,二元論の萌芽になりかねないからだ.

　アメリカ医療と日本の医療は,対立軸で語られがちである.というか,日本では「外国」というと,アメリカのことしか顧慮しないことが多い.

　領土問題でも貿易問題でも戦争が勃発しそうになっても,われわれは「アメリカは日本をどう考え,どうしたいのか」とアメリカの心中を慮る.「ニュージーランドはどう考えているか」とか「ナイジェリアはどう考えているか」なんて決して顧慮しないし,イギリス,フランス,ドイツ,カナダなどの先進国,大国の意向も脳裏をよぎることはない.中国,韓国といった隣国ですら,これらの国がどのように動いた,という事実の確認はするものの,「彼らはどのように考えているのか」といった「配慮」をする者はほとんどいない.「あいつらはこういうふうに考えてる」と決めつける人は,いても.

　事ほどさように,日本人が外国を考えるとき,ほとんどアメリカの意向についてしか考えない.これは第二次世界大戦でコテンパンにやられた,その「コテンパン」の度合いがあまりにもキツすぎた,巨大なトラウマのせいであろう.そのトラウマのせいで,多くの日本人はアメリカに対して極端に卑屈になる.あるいはその反発から,極端に反米的になる.いずれにしても,ほとんどの日本人はアメリカ人に,アメリカという国に,心を奪われる.こんな感情,ニュージーランド人やナイジェリア人に対しては,決して湧き上がらない.

アメリカとアメリカ人は，日本と日本人にとって「巨大な他者」である．政治的には同盟国だが，彼らを「同類」と考える日本人はほとんどいない．したがって，好むにしても嫌うにしても，日本人がアメリカ人を語るとき，あるいはアメリカという国を語るときは，「日本はこうである．翻ってアメリカではこうである」という対比的な言い方でしか，語ることができない．

　巨大な他者，アメリカとアメリカ人を日本人は凝視し続けてきた．好むにせよ，嫌うにせよ，この国だけからは目を離すことができないからだ．ヤクザ映画を観た後は肩を怒らせて歩くようになるのと同様，いつの日からか日本人の振る舞いも凝視の相手，アメリカ人に少しずつ似てくるようになった．それはバブル，ポストバブルの頃からだろう．和を重んじ，自己主張をせず，「あいまいさ」を尊んでいた日本人はいつしか個人主義的になり，共同体的「和」を軽蔑するようになり，「ノーと言える」ようになり，「カネのことだけ考える」ようになる．広がる格差社会，医療紛争，医療訴訟，免罪符的なインフォームド・コンセント．さらに悪化する医者・患者関係．

　女性が活躍しにくい社会において，男性を凌駕するために極めてマッチョに男らしく振る舞い，成り上がる女性が，ときにいる．そのとき，不思議なことにそういう女性は男性の悪いところばかりを真似する．男性の悪いところしか見えていないからだ（だから腹が立つし，乗り越えたくなるのだ）．そういう女性は（まるでダメな男性のように）居丈高で暴力的で自己中心的で上昇志向が強すぎる．同じように，アメリカ人ばかりを凝視する日本人は，もっとも駄目なタイプのアメリカ人を模倣するのである．

　アメリカに行くとき，「日本人は自己主張をしない．もっと積極的に発言しないとダメだ」と教えられる．確かに，アメリカ人はよくしゃべる．しかし，よくよく観察していると，その発言のほとんどはどうでもよいものであることが多い．さらに観察を重ねると，「本当に優れたアメリカ人」はあまり口を開かない．静かに相手の言葉に耳を傾けていることが多い．ま，そういうことだ．

　個々の人間は全て異なる．だから，日本人とアメリカ人が異なるのも，当たり前だ．同時に，全ての人間は「人間」として一つにくくりこむことがで

きる．いかなる根拠で異なる個々を一つの種にくくりこむことができるのか．その根拠は案外，語るに難しい．二足歩行をするからか．二足歩行をする動物もいれば，それができない人間もいるから，これは必要十分な定義とは言えない．コトバをしゃべるからか．ある種のコトバを解する動物もいるし，コトバを解さない人間もいるから……以下同文．

　定義の根拠付けは困難なものの，われわれは異なる個体をひとくくりにして「人間」とまとめることが可能である．それを可能にするのは構造主義的恣意性と，ルートヴィヒ・ウィトゲンシュタインの言語ゲーム的先験的了解性である．何が言いたいのかというと，日本人とアメリカ人を異なると考えるのか，同じようなものと考えるのかは，「単なる見方の問題」に過ぎない，ということだ．日本人の日本人性にこだわりすぎ，アメリカ人のアメリカ人性との対比にあまりにこだわりすぎると，異なるルールの言語ゲームの存在を否定してしまう．

　例えば，人口当たりのCTやMRIが日本で圧倒的に多いことはよく知られている．一方，OECDの『Health at a Glance 2011』[1]によると，MRIやCTの検査数が突出して多い国はアメリカである（それよりひどいのは，OECD加盟国では唯一ギリシャ！）．ちなみに，OECDは日本のデータは入手できなかったらしく日本の検査数が世界のどのへんかは不明である．が，検査数が多いことは間違いないだろう．

　ここで大事なのは，アメリカと日本のどちらがCT，MRIの撮りすぎか，ではない．どちらも突出している，というところが大事なのだ．案外，両国はとても似ているのである．

　この二元論の克服には，眼差しの相対化がもっとも効果的だ．それはどういうものか．

　趙の時代，天下一の弓の名人たらんとした紀昌は弓も矢も使わない「不射之射」を学び，最後には弓矢が何であるか，すら忘れてしまう[2]．「敵を忘れ，私を忘れ，戦うことの意味を忘れたときにこそ人は最強となる」[3]．禅の十牛図で牛のことを忘れてしまうのと同じだ．

　学歴主義はケシカラン，と強く主張する者は，やはり学歴という存在に絡

めとられている．学歴の話すら出ない（興味ないから）のが，真に学歴社会から（「他者の目」から）自由になった人である．男なんてケシカラン，アメリカなんてケシカラン（あるいは素晴らしい），も同様．アメリカ医療と日本医療の徹底的な相対化は，まずアメリカを徹底的に相対化し，等しい目でイギリスとか中国とかキューバとかハイチの医療に眼差しを持つことにある．そのとき，この二元論は雲散霧消し，一歩またジェネシャリストに近づくのである．

◆参考文献
1) OECD. Health at a Glance 2011.
2) 中島　敦. 名人伝. In: 山月記・李陵. 岩波書店; 1994. p.101-10.
3) 内田　樹. 修行論. 光文社; 2013. p.62.

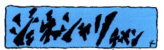
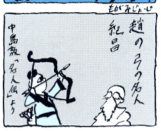
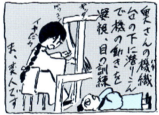
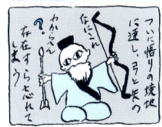
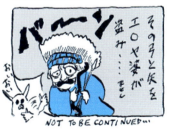

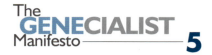

なぜ，二元論が問題なのか
―― その3　大学病院と市中病院

　毎年，初期研修医のマッチングのたびに厚労省がデータを発表するのだが，「大学病院 vs. 臨床研修病院（いわゆる市中病院）」という構図でデータを流している[1]．ミスリーディングだし，意味が大きいとは思わないので，そろそろ廃止してほしい．

　だいたい，大学病院と市中病院では病院数が全然違う．その両者のどちらが多かったかを比較することに何の意味があるのだろう．例えば，神戸大学病院の 2014 年度の募集研修医数は 74 人である[2]．同規模の亀田総合病院の募集人数が毎年 10〜12 人である[3]．厚労省のデータを見ると，「最近は大学病院に行く研修医が減っているから，大学病院ももっとがんばってたくさん研修医を雇うべきだ」なんて錯覚を抱きかねない．指導医のキャパや研修内容の質の向上を考えると，むしろもっとダウンサイズしたほうがよいのでは，という意見だってあるべきなのだが，平坦な「A vs. B」という構図では，このような発想は湧きにくい．「初期研修は研修医の研修のために存在するのであって，青田買い，囲い込みのツールではない」という単純な事実すら，そこには見いだせなくなってしまう．

　大学病院と市中病院にはいろいろな違いがある．それぞれに与えられた役割分担というものがある．しかしこれはあくまでも相対的なもので，絶対的な違いとは言いがたい．特に，地方の大学病院は市中病院としての役割を担っている部分もあり，その区別はよりぼんやりとしてくる．

　もちろん，大学病院と市中病院が異なる「べき」であるところも，多々ある．ぼくの親戚は風邪をひくと必ず K 大学病院を受診していた．「やっぱり病気は大学病院でなければ」と思っている人は多い．しかし，風邪（とその

周辺）であれば，近所の開業医に診てもらったほうが待ち時間は短いだろうし，マネジメントもより適切である可能性が高い．

ただし，この話には先がある．

大学病院の外来に風邪の患者が常態的にやってくるのは，医療資源の有効活用という観点からは問題である．**しかし，それは大学病院の医師が「風邪を診ることができなくたってかまわない」という意味ではない**．自分たちの診療科でフォローしている患者だって風邪もひけば，腹痛も頭痛も起きるのである．そのたびに「そういうのは大学病院では診ないので，近くの開業医さんに行ってください」とか，「うちは血液内科だから腹痛は消化器内科，頭痛は神経内科を紹介しますね」と言うのでは，やっぱり医療資源の有効活用という観点から問題ではないか．

「呼吸苦」を訴えて呼吸器内科専門外来にやってきた患者を，「うちの科の病気ではない」と追い返すのは，2.5 流の呼吸器内科医である．ぼくはそう思う．心不全だって，貧血だって，パニック発作だって，「呼吸器疾患の周辺概念」として診断，そして基本的な治療ができるべきだ．呼吸器疾患と呼吸器疾患ミミックの線引きができる．それが優れた呼吸器内科医というものであろう．簡単な鉄欠乏性貧血くらいなら治療できる．なぜ鉄欠乏性貧血が起きているのか，悪性疾患の精査をする．そのくらいまでは，「内科医」だったらできるべきだと，ぼくは思う．同様に，「熱」に対して「これは感染症じゃない」と追い返すのは，2.5 流の感染症内科医である．

大学病院の専門外来だと，すでに診断がついている患者ばかりで，診断能力なんて要らないんじゃないの？　と思われる方もいるかもしれない．実はぼくもそう思っていた．でも，そんなことはない．患者が感染症と確信していても，紹介医が感染症と思っていても，実際にはそうでないことはしばしばである．「感染症ミミック」を診断，（ある程度）治療できる能力は大学病院では必須である．それができなくて，あちこちの医療機関を転々とする，一種の医療難民をよく目にする．

オシム・ジャパンのころ，サッカー業界では「ポリバレント」という言葉がはやった．この場合，ポジションに関係なく，いろいろなことができる選

手が現代サッカーでは重要だ，という意味だ．医療の世界でも，その専門領域に関係なく，その周辺領域もカバーする「のりしろ」，ポリバレントな能力が求められている，とぼくは思う．それに，「あなたはうちの科の患者じゃありません」というアンウェルカムな言葉よりも，「あ，それは感染症じゃないけどなんとか病ですね．こうやって治療しましょう」と選択肢を提示できたほうが，外来は絶対に，楽しい．

「大学病院だから」は，しばしば「できない言い訳」の枕詞となる．ここは大学病院だから，無理です，できません，やりません．こんな言葉を何回，何十回，何百回耳にしたことだろう（以上はフィクションであり，実在する大学病院とは何の関係もありません笑）．

確かに，大学病院ならではの制約は，存在する．でも，多くの場合，「大学病院であること」とは何の関係もないことまで，「大学病院だから」で片付けられていることも多い（フィクションです）．挨拶ができない，電話の応対が不親切，たらい回し……こういう問題は大学病院かそうでないか，という問題とは何の関係もなく，きちんと改善が可能なはずである．病院が医療機関としてまっとうであるために，絶対不可能な障壁など，ほとんど存在しない（フィクションでーす）．

現在では，市中病院でも専門性の高い高度医療を提供するところは増えている．特に，手術や手技といった技術系の領域では，「この病院」「あの先生」でないとだめ，ということも少なくない．

大学病院はもっともっと横幅，のりしろを大きくし，ポリバレントな能力を発揮すべきである．「風邪ばかり診るのが大学病院ではない」と「風邪を診る能力がない」を同義ととらえない，複雑さと成熟を兼ねそろえた存在であるべきである．そして，専門性を高めてきている市中病院との関係は，分断される二元論のそれではなく，よりシームレスな「程度問題」に転換されるはずだ．

「あいつとこいつは違う」と言ってしまえば，彼の存在から学ぶことはゼロになる．「あいつはおれの延長線上」と思えば，大学病院にとって市中病院は学びの対象となり，改善の道しるべとなる．もちろん，願わくば，その

逆の現象も起きてほしい．大学病院が臨床病院として模範的なフラッグシップとなり，「あの病院のようになりたい」と市中病院たちが考えてくれる日が，待ち遠しい．

◆参考文献
1) 厚生労働省．平成 25 年度医師臨床研修マッチング結果．
2) 神戸大学医学部附属病院総合臨床教育センター HP. 募集要項．
3) 亀田メディカルセンター HP. 診療部門のご紹介．

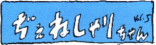
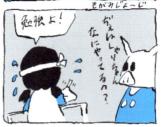
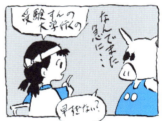
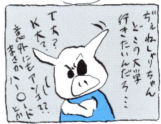
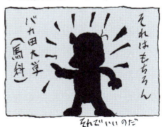

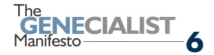

なぜ，二元論が問題なのか
──その4　男と女

　その昔，ぼくがサッカー小僧をやっていた1980年代，「日本人にはサッカーは向いていない」というまことしやかな説が流布していた．日本人は身体は小さいし，ボディコンタクトには向いていない．バレーボールとか，卓球とか，そういうのならよいけれど，サッカーは民族的に無理，止めとけ，という説である．

　事実，当時の日本代表はボロボロに弱くて，ワールドカップ出場どころか，イランとかサウジアラビアといった中東勢にも，そして民族的に近接性が高いモンゴロイドの韓国，北朝鮮，中国といった東アジア勢にまで，ボディコンタクトで勝てず，技術で勝てず，戦術で勝てず，根性だけで立ち向かっては敗れ去る（ときどき，勝つ），という歴史を繰り返していたのである．

　当時はまだサッカーが卓球並み（ごめん）のマイナースポーツだった時代である．ましてや女子サッカーなんてマイナー中のマイナー領域で，ぼくの出身地である島根県あたりになるとプレーする人すらいなかった（と思う）．女なんてサッカーは無理無理，だいたいどうやって胸トラップすんの？　と下卑た揶揄をされた時代である（もっとも，同様の揶揄はヨーロッパなどサッカー先進国でも長くなされたそうで，女子サッカーの歴史は日本に限らず，総じて短い）．

　もちろん，現在「日本人にはサッカーは向いていない」なんて本気で思ってる人は，ごく少数派だろう．女子サッカーと男子のそれでは，いろいろ違いはあるけれども，「女なんてサッカーは無理」派はほとんど消滅したはずだ．

　何が言いたいかというと，「なんとかは，無理」という，ある属性を持つ集団全体の否定は，たいてい思い込みに過ぎない，ということだ．

ちなみに，奴隷制廃止を訴えたとされる「北部」のハーヴァード医学校では黒人や女性を入学させようとしたとき，学生のほうが，「同列に扱われることに同意できない」と反対していた．ハーヴァード医学校が女性の入学を認めたのは 1945 年である[1]．ちなみにちなみに，日本女性初の医師については，その定義によって諸説あるけれども，当時あった医術開業試験に初めて合格したのは荻野吟子で，1884 年（明治 17 年）のことだ．もひとつついでにちなみに申し上げると，アメリカで最初に医師資格を得た女性医師はエリザベス・ブラックウェルという人らしいが，これが 1849 年のこと（Wikipedia 情報）．当時，世界で一番頭がよい集団だと思われるハーヴァード医学校の連中にしてから，この程度の見識しか持っていなかった事実がとても示唆的である．ぼくらがある集団に対して判断する「能力」なんて，その程度なのである．むしろ，その集団が持つポテンシャルを通俗的な偏見で押しつぶしてしまっている可能性が，極めて高い．

　これは拙著『真っ赤なニシン—アメリカ医療からのデタッチメント』（克誠堂出版）でも指摘したことだが，アメリカは男女平等について優れた先進国だ，と勘違いしている人は，アメリカ在住経験のある人ですら（だから？）結構多い．

　確かに，医者の中で女性医師の占める割合は，OECD の 33 か国の中で日本は最下位の 18.8％．でも，アメリカも 31.7％と下から 4 番目で，五十歩百歩というところだ（2010 年時点）[2]．欧州では，男女比は半々か女性のほうが多くなっている国は珍しくない．つまり，アメリカは決してロールモデルじゃないのだよ．女性の社会進出について，オピニオンリーダー的存在はアメリカには多いんだけど（例えば，Facebook COO のシェリル・サンドバーグ），そのような力強い発言があるということ「そのもの」が，アメリカにおいて女性がまだまだ虐げられている，という事実の証左なのである．

　さて，行われがちで，回避をお勧めしたいことがある．それは，「男女差の比較」である．男と女は違っている．当たり前だ．だが，それを事細かに比較し，計量して，果たして何の意味があるのか，とぼくは思う．定量的評価がもたらす負の側面について，日本のデシジョンメーカーたちはあまりに

無関心であり，無神経でもある．

　男女差があるなんて，当たり前じゃん．そんなの所与のものとして放っとけばいいじゃん，とぼくは思う．要するに，チームの，病院の，そして社会のパフォーマンスが最適化するような形になればよいのであって，そのとき個々の能力の査定なんてのは，二の次，三の次のプライオリティしかないのである．

　ぼくは自分と同じような人たちの集団よりも，自分とは異なる能力，性格，世界観を備えた人たちがいる集団のほうが，横揺れ（アクシデント）に強いと思う．等質な集団だと，ある間違いが「総倒れ」の原因を作りかねないからだ．それに，いろんな人がいたほうが，楽しいしね．そういう梁山泊的な組織をぼくは好む．医者というのは総合的な属性を必要とする仕事だから，ある能力が一点集中的に高くても優れた医者になれるとは限らない．医者のコンピテンシーは複雑に成立しているってことだ．よって，ある属性における男女の能力差はある，という仮説を認めたとしても（ぼくはあると思うけど），それが総合的にはどのように作用するか，については即断できない．

　まあ，医者が男性だけの世界なんて現代ではちょっと考えづらいけれど，かといって医者が女性だけ，ってのもどうかねえ．だから，両方いたほうがいいんじゃないか，と思う．そのほうが，その領域の進歩も早いはずだ．

　違いに対する配慮は，もちろん必要だ．男は案外傷つきやすい生き物だから，地雷を踏まないような言葉遣いをしましょうね，みたいな（お願いします）．そのような配慮をしつつ（すなわち，違いに意識的でありながら），そのような違いをあたかも存在しないような，気にしていないような，アクロバティックで成熟した振る舞いが，医療現場をより豊かにするとぼくは思う．違いに配慮しつつ，気にしない．ここでも二元論は否定され，複雑で含みを持たせた振る舞いが要請されるのである．

◆参考文献
1) ルイ・メナンド. メタフィジカル・クラブ―米国100年の精神史. 野口良平, 他訳. みすず書房; 2011.
2) OECD. OECD Health Data 2013.

注：2018 年になって東京医科大学の入試不正問題が発覚した．いや，自分で言うのもなんだけど本稿も先見性があったと思いますよ．男女差とかにこだわっていると，ろくな大学，病院になれないのです．

　照林社の『エキスパートナース』という雑誌に毎月，「考・え・る・ナース　感情豊か，感性たっぷりのロジカル・シンキング」という連載をしている．そこに寄稿した原稿をここで再掲したい．

単にアホなだけ

　本稿執筆時の 2018 年 8 月，日本は東京医科大学の入試不正問題で揺れています．まあ，最近はニュースの賞味期限も短くなってますから，これが雑誌に出るころにもまだ皆さんの記憶に残っている話題かどうかは，定かではないですけど．

＊

東京医大の（現時点での）入試の問題は，次の 2 点に集約されます．

> 1. 文科省の局長が自分の息子の医学部合格をネタに，大学に補助金を斡旋していたらしい，収賄罪の問題．
> 2. 東京医大が長年，女子の合格ラインを意図的に上げていて，より成績の悪い男子を優先的に入学させ続けていた問題．

　1 も無茶苦茶悪質な問題で，日々文科省から小突き回されている大学教員としては腸が煮えくり返る思いでいっぱいですが，今回はこっちは割愛．まあ，バカバカしすぎていちいち論じるのも情けないってとこもありますが……．

　で，2 の問題．**これは要するに男女差別問題として一般化**できます．

　端的に言えば，東京医大の言いぶんは「男のほうが関連病院で"使える"が，

女は使えない．だから男のほうがほしい」という話です．

これを受けて，「私立大学なのだからほしい人材をほしいように採用するのは勝手だろ？　確かに入試要項にそう書いてなかったのは問題かもしれないけど，これが医療現場の現実だ．医療は肉体労働．男のほうが役に立つのだから，そっちを優先するのが当然だ．女の医者3人でようやく男の医者1人ぶんだよ．必要悪だ」そういう意見をよく耳にします．

ぼくの，そういう意見に対する見解は以下の通りです．

それは，単にアホだからそう思うんだよ．

出た，毒吐きイワタ！

でも，本当なんです．これは必要悪の問題でも，日本社会の宿痾の問題でもありません．単に東京医大がアホだから，そういう誤判断をした．それだけの問題です．

もちろん，隠れてこっそりアホ男子を入学させていたという入試不正と情報隠蔽問題も深刻なアホ判断ですが，それ以上に，「**医療現場は男で回っている．女は役に立たない**」という発想そのものが稚拙なんです．短見と言い換えてもよい．要するに，アホということですが．

*

では，なぜこのような東京医大上層部の見解がアホなのか，その根拠を論理的に説明します．

まず，前提の「医療は肉体労働」という意見．これが正しいかどうかは置いておいて，仮にそういう前提を「正しい」と仮定しましょう．医療は肉体労働である，と．

しかし，医療の肉体労働の，真に肉体労働たる部分は，じつは看護のところなのではないでしょうか．あるいは介護のところなのではないでしょうか．医者が物理的に患者を持ち上げたりひっくり返さねばならないときは，1日何回あるでしょうか．そういう「汗かき仕事」はたいてい，ナースにお任せじゃないでしょうか．

つまり，**医療における「肉体労働」の多くは病院では看護師が担っている仕事なのです．ナースの大多数は女性ですから，女性こそが医療の肉体労働**

の「肉体」部分を担当しているのです．

　「医療は肉体労働」という前提は，「だからアホでも男がいい」という結論を導き出さないのです．

＊

　「いやいや，看護の世界はシフト制でしょう？　医者は違う．何日も病院に泊まり込んだり，不眠不休で働いたり，夜中に急に呼び出されたり．そういう意味でのタフネスが必要なの」こういう反論も聞こえてきそうです．

　しかし，ぼくが知る限り，何日も病院に泊まり込んだり，夜中に急に呼び出されたりといった長期間労働の能力において男性が女性を上回っているという実証データを見たことがありません．

　男は，本当に女よりも「タフ」なのでしょうか．女性は，単に育児や家事や介護が忙しくて，そういう労働体系に乗っかれないだけなのではないでしょうか．

　むしろ，こういう長時間労働に関して言えば，女性の方が男性よりもタフな可能性が高いとぼくは思いますね．その証拠に，たいていの男は病院での仕事が終わると，急に糸が切れたように脱力してしまい，帰宅してからあれやこれやの家事や育児をこなすパワーを失ってしまいます．どんなに疲れていても家事や育児をこなす女性のほうがタフに見えますし，そのタフネスさは「ほとんど毎日当直状態」の出産直後のときに遺憾なく発揮されます．夜中に赤ちゃんが泣き出したとき，対応するのはたいていお母さんで，男はなす術もなく眠り込んでいることが多いのでは？

＊

　というか，そもそも何日も病院に泊まり込んだりして睡眠不足，長時間労働のブラック状態を許容していること自体が，東京医大と関連病院の大問題なのです．当直後の医者のパフォーマンスは酔っ払いの状態と変わりないと言われます．アメリカでは，研修医の過剰労働のために起きた医療ミスで患者が死亡し，その後厳しい労働時間の制限が行われています．

　チーム医療やシフト制の活用で，慢性的な「ダラダラ」労働は回避できます．事実，OECDのデータによると，**OECD加盟国で女性医師が男性医師よ**

り多い国も多く，将来はさらに女性比率は上がっていくことが予想されています．OECD 加盟国で，ダントツで女性比が一番少ないのが日本です（http://www.oecd.org/gender/data/women-make-up-most-of-the-health-sector-workers-but-they-are-under-represented-in-high-skilled-jobs.htm）．日本以外の先進国は医療が提供できなくなって，国民は病気やけがでどんどん亡くなっているのでしょうか．そんなことはありません．単に，日本の医療現場の仕事の仕方がヘタクソなだけなのです．

　女性の内科医がみたほうが，男性の内科医がみたよりも入院患者の予後がよいというデータがあります（https://jamanetwork.com/journals/jamainternalmedicine/fullarticle/2593255）．女性医師のほうが患者の話をていねいに聞いてくれる，謙虚に自分の間違える可能性を検証してくれる．男の医者は患者の話をろくに聞きませんし，自分が間違える可能性を十分に勘定に入れません．そうした夜郎自大な態度が両者のアウトカムに影響を与えているのかもしれません．外科領域でも，女性外科医のオペの結果は男のそれより死亡率が低く，合併症も少なかったのです（https://www.bmj.com/content/359/bmj.j4366）．

＊

　要するに，女性医師は優秀なリソースなのです．それを活用しないのは人材の無駄遣いなのです．**女性が活躍できていないとすれば，あれやこれやで彼女たちの能力の足を引っ張っているシステムの問題なのです．**

　日本の医療現場では人が余りまくっているのでしょうか．いや，むしろ逆と言えましょう．ということは，優秀なリソースである女性を活用するのが本筋と言えましょう．彼女たちが活躍できるよう環境を整えるのが定石というものです．

＊

　日本の病院も馬鹿ばかりというわけではありません．優れた病院は保育所を整備し，病児保育のシステムを取り入れ，シフト制を導入し，チーム医療を活用しています．男性も家事や育児に参画して，女性の負担を減らしています．そうすることによって，**女性も医療現場で輝き，活躍できるのです．**

それは取りも直さず，男性医師たちの負担が減ることに他なりません．女性を活用したほうが，しないよりも男は楽なのです．

　ぼくは基本怠け者なので，楽をしたい．だから，うちの医局でも積極的に女性医師を活用し，彼女たちが活躍できるよう環境整備に取り組んでいます．彼女たちが活躍したほうが，ぼくも楽だし，（それなりに）活躍できる．楽をしたければ，努力しろ，なのです．

＊

　繰り返します．東京医大は小狡い不祥事を繰り返していますが，その本質は「アホ」なことにあります．彼らが賢ければ，アホな男子を入学させるよりも，優秀な女子学生を入学させ，そして関連病院で彼女たちを躍動させて，ますます繁栄していたはずなのです．そのチャンスを自ら潰してしまったことが，ぼくが彼らを「アホ」と断じる理由なのです．

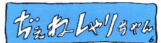
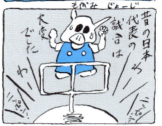
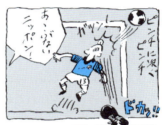
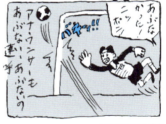
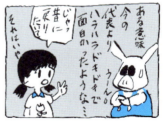

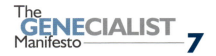

なぜ，二元論が問題なのか
──その5　ワークとライフ

　ワーク・ライフ・バランスという言葉がよく聞かれるようになった．ぼくも（理由はよくわからないけれど），「イクメンの」なんとかとか「女性医師の」なんとかという会合に呼ばれて，話をする機会が増えている．でも，あれって本当に変だなあ．会合が開かれるのはほぼ間違いなく夜か週末である．そういう会が開かれなければ，家事・育児にもっと時間を割けるというのに．矛盾してません？　午後5時以降と週末の会合を減らせば，日本はもっともっと働きやすい国になります．

　ま，それはいいとして．ぼくは「ワーク」か「ライフ」か，といった二元論をここでも否定したい．仕事が充実していなければ，家にいても楽しくないし，家庭が安定していなければ仕事にも十全に取り組めない．ワークがあってこそライフ（ここでは私生活，の意味）があり，ライフがあってこそのワークだ．私生活を犠牲にして，仕事に打ち込むモデルは昭和の時代には普遍的であったが，それは家族を犠牲にするというのが前提になって初めて可能なモデルである．そんなモデルは現在には通用しないし，通用させるべきではない．

　人が集まりやすい環境には人が集まる．人が集まりにくい環境からは人が逃げていく．いわゆる「立ち去り型サボタージュ」というのもその一亜型だ．

　では，人が集まりやすい環境とは何かというと，**「いろいろな人が許容されている」環境**と言い換えてよいだろう．等質の，同じような条件の人物しか受け入れないような組織には人が集まりにくい．人が集まりにくい組織で

は，人は足りなくなる．足りなくなれば，仕事は忙しくなる．家に帰れなくなる．ますます家庭を顧みなくなる．そんな組織には育児中，介護中，その他所用を抱えている人物はとても入り込めない．ますます人が寄ってこなくなる．一人，二人と櫛の歯が欠けていくように人が減っていく．

　多様な人物を受け入れる組織は，これの逆を行く．例えば，育児中で夕方以降は勤務できない医師．「馬鹿野郎，医者なめんな．当直入れない？　育児中？　そんな奴は，医者辞めてしまえ！」と言ってしまえば，この人物は組織には入れない．寄与するところは，完全にゼロだ．しかし，「わかった．では，夕方まででもいいから，ぜひ協力してください」と言えば，この人物の戦力――例えば，1としておこう――は加えられる．10の戦力が11になる．10のままと，どちらが組織にとってお得かどうかは，明らかだ．

　白状すると，ぼく自身，昔は「馬鹿野郎，医者なめんな」と思っていた．昼夜関係なく，週末も休みを取らず，盆も正月も忘れて患者に尽くすのが医者の本分だと思い込んでいた．そのくらいの覚悟がなければ，医者なんて職業を選ぶんじゃない，とも鼻息荒く主張していた．いや，全くお恥ずかしい．若気の至りである．

　昼夜関係なく，週末も，盆正月も働き続けるためには，相当な気力と体力を必要とする．それは若いうちはよいかもしれないが，年を取ってくるとだんだん無理が生じてくる．

　いや，若くても体力的にハンディキャップがある人も当然いるし，家庭の事情（育児や介護など）のある人だっているだろう．人は「いろいろな事情」を抱えているものだ．その「いろいろな事情」を馬鹿野郎と最初から排除してしまう，そんな狭量な人物が，多様な患者にまっとうに対応できるものだろうか．できるわけがない．体力も気力も十分で，治療に十全に取り組んでくれる患者以外は，「馬鹿野郎」と排除してしまいかねない．ていうか，体力も気力も十分な患者なんて自家撞着だし．

❖

　医療の本質は，「弱い立場にある人への温かいまなざし，配慮，思いやり」

にある．であれば，なぜそのまなざし，配慮，思いやりが仲間に対して発動できないのだろう．そんなダブル・スタンダードがあってよいはずがない．というわけで，ぼくは大反省し，持病を抱えている医者は持病を抱えている医者なりの，家庭の事情がある医者にはそれなりのパフォーマンスを要求することにした．皆が「俺と同じような」パフォーマンスを示す必要なんてない，と覚悟を決めた．

　ぼく自身，家庭の事情で今はかつてのような仕事の仕方をしていない．昔よりも遅く病院に来て，早く帰宅している．自宅ではほとんど仕事をしない．週末に仕事の入っていない日もさほど珍しくなくなった．

　それじゃ仕事のパフォーマンスが下がって仕方がないだろうと思っていたら，そうでもなかった．むしろパフォーマンスは上がっている．どうでもよい仕事を断る勇気，サボる勇気もついたし，終業時間を決めているから，そこから逆算して熱心に効率的に仕事に取り組む．その代わり，病院にいる間はほとんどノンストップで仕事をする．短距離走的な仕事だ．休憩，雑談一切なし．昼食も仕事をしながら摂る．

✥

　診療にもここ数年，大きな変化が生じてきた．以前は「言うことを聞かない患者」が苦手だった．でも，よく考えてみれば全ての人が俺の言うことを聞いてくれる，という前提が間違っているではないか．お前は北の将軍様でも何でもなく，一介の医者にすぎないのだから．人は医療のことばかり考えているわけではない．医療のことばかり考えているのは，医療者くらいなものだ．たいていの人は，政治や，経済や，仕事や，家庭や，食事や，服や，恋人や，子どもや，親や，娯楽や，その他重要なこと，どうでもよいこと，いろいろ考えている．病気のことを考えている時間は1日のうちでほんのわずかなポーションしかないだろうし，病気のことを考えている時間が1日の大部分を占めている人は，それはそれで病んでいる．

　病気のことを考える時間が短ければ短いほど，その人の心身は健全だ．そういう逆説に気付くのも，「ライフ」の充実があってこそだ．今の常識にと

らわれなければ，変えられることってたくさんある．「変えたくない自分」が，最大の敵なのである．

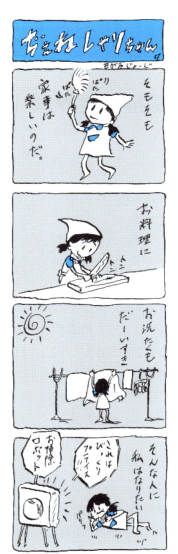

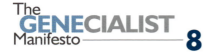

医療の世界は「グレー」ディエント

　昔の西洋医学の世界は，白黒はっきりしたものだった．

　まず，ガレノス（125〜200年頃）以降の西洋医学は完全に権威主義で，「ガレノスの言っていることが正しい」でおしまい，という思考停止状態だった．これが1500年も続いたのだから，思考停止とはかくも恐ろしい代物である．

　ときに，東洋医学は何千年もの伝統があり（人によってはこれを「エビデンス」とすら呼ぶ！），その伝統故に正当性が担保されている，と主張されることがある．しかし，ガレノスの誤謬が1500年もの歴史の重みに耐え続けたことを考えると，「歴史」そのものが医学的な正当性の担保にはならないとぼくは思う．東洋医学を評価するための評価法は「伝統」以外の何かを用いる必要がある．

　さて，ルネサンス以降，ジョン・ハンター（1728〜1793）らによって実験医学，実証医学が進歩し，ガレノスの呪いが解け始めたヨーロッパでも，やはり医療の世界はわりと白黒はっきりしていた．

　感染症が人類にとって最大の脅威だった頃の時代だ．ハンターの弟子であったエドワード・ジェンナー（1749〜1823）は天然痘ワクチン（牛痘）という医学史上に残る業績を挙げる．なるほど，使用初期こそ「接種すると牛になる」などデマが流れたが，その圧倒的な効果は，圧倒的な天然痘の脅威と大きなコントラストを作った．

　1980年に撲滅宣言が出された天然痘対策は，医学史上もっとも「白黒はっ

きりした」物語であった．もっとも，ワクチンを打つと人間が「動物化する」というデマは 21 世紀の現在でも残っているのだけれど（例；由井寅子．それでもあなたは新型インフルエンザワクチンを打ちますか？　ホメオパシー出版．2009）．

　ジェンナー，パスツール，コッホ，あるいはフレミングといった実験医学，実証医学（そして微生物学）の時代は，医学が医学史上もっとも白黒はっきりしていた時代であった．天然痘や狂犬病，破傷風やジフテリアは予防接種で予防，肺炎球菌やブドウ球菌は抗菌薬で治療，とシンプルなモデルが通用した．

❖

　ところが，現代医学は難しい．それほど白黒はっきりしないのが，むしろ「主流」である．エビデンス・ベイスド・メディシン（EBM）の概念が確立されてくるとともに，われわれのやっている医療行為が「それほど」効果がないことが逆説的にわかってきた．高血圧，糖尿病，脂質異常，そして数々のがん．新しい治療法はどんどん開発されていくが，それはパキッと竹を割ったような効果を示すものではない．高血圧にアンジオテンシンⅡ受容体拮抗薬を処方しても，脳卒中や心筋梗塞（そしてその結果起きる死亡）が全部チャラになるわけではない．糖尿病に DPP-4 阻害薬を……，脂質異常にスタチンを……，全て同じである．

　疾病リスクの現象は相対的に示され，「薬を飲まない場合と比較すると」という枕詞で示される．ぼくらは EBM チックな現代医療の言葉遣いにどっぷり浸かっているから，こういう話法をもはや疑いもしないけれども，そもそもある治療法が圧倒的に絶対的に効果があるのなら，比較対照なんて置く必要はないのである．比較対照を置かねばならないこと，そのことそのものがその治療法の効果が「微妙」であることを逆説的に示しているのである．

❖

　NNT（number needed to treat）という概念も同様である．患者さんが期

待するであろう百発百中の治療であれば，NNT は 1 であり，話はそこで終わってしまう．そうならないからこそ，NNT という概念が重要視されるのである．スタチンの臨床効果を示した有名な，4S スタディー（冠動脈疾患既往のある患者へのシンバスタチン〔リポバス®〕の治療効果を吟味した）では，ITT 解析での全死亡をアウトカムにしたときの NNT はおよそ 30 である．NNT 30 と言えば，臨床家なら「なかなかいいじゃん」と感じる数字だろうが（数字の捉え方は主観そのものである），30 人治療してようやく 1 人が得をするというのは「割に合わない」と考える一般の人は多いんじゃないか．それはもちろん，EBM の瑕疵ではない．EBM のおかげで，われわれの提供している先進的な医療が「この程度」だということが看破されただけの話だ．それは現代医療の瑕疵でもない．EBM によるデータの定量化，可視化がわれわれの（やや）矮小な世界を顕在化させただけだ．昔の瀉血だとか水銀治療だとかは，そのような数的データがないくらい，まやかし度の高いものだったのだ．

✢

EBM の根っこのところにある「比較対照」は，ひとつの二元論的世界観を構成する．「あれか」「これか」の問題に収斂されるからだ．2×2 表に代表される，「あれか」「これか」の世界観．例えば，「喫煙」の「あり」「なし」，CRP の「陽性」「陰性」．あるいはスピード違反の「あり」「なし」でもよい．

しかし，「スピード違反」は，一意的に「スピード違反」なのではない．少なくとも，そのように一意的に規定する必要はない．1 km/ 時のスピード違反と，30 km/ 時のそれとは「異なる」スピード違反である．CRP が 1 mg/dL と 30 mg/dL とでは違うように．少なくとも，そう解釈することは可能である（解釈そのものは「恣意的」なので良いも，悪いもない）．では，0.5 km/ 時のスピード違反はどうか．ほとんど「違反なし」のほうに近い概念なのではないか．少なくとも，そう解釈できないことはない．同様のことは，腫瘍マーカーや生活習慣など，医療のあらゆるところにアプライできるのではないか．

✤

　シロやクロの存在は，医療の世界ではほとんどマレである．ほとんどがグレーのどこか，グレーディエントのどこかにある．だから，シロかクロかのどちらか，という二元論ではなく，「どのくらいグレーか」という命題のほうが，医療の世界にはうまくフィットしている．今回の話はややこしかったと思うけど，「わかる」「わからん」ではなく，どのくらい……．

◆参考文献
1) 茨木　保. まんが医学の歴史. 医学書院; 2008.
2) 岩田健太郎. 予防接種は「効く」のか. 光文社; 2010.
3) 岩田健太郎訳. ナラティブとエビデンスの間. メディカル・サイエンス・インターナショナル; 2013.
4) Randomised trial of cholesterol lowering in 4444 patients with coronary heart disease: the Scandinavian Simvastatin Survival Study (4S). Lancet. 1994; 344(8934): 1383-9.

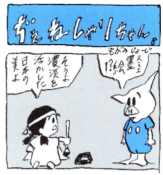
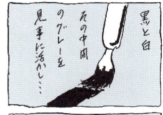
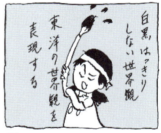
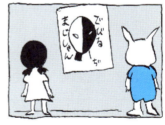

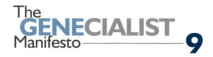

アンチ・スペシャリスト・ルサンチマン

　これまで，二元論という白黒くっきり分けるやり方が，医療の世界にはうまくフィットしませんよ，という話をしてきた．いよいよ，ジェネラリスト・スペシャリストの二元論を切っていく．

　ちなみに，プライマリ・ケアとか家庭医療とかも一つの専門領域で，患者を診るスペシャリストだ，とかなんとかいう議論は，ここでは全く関係ない，irrelevant な議論なので，スルーします．「そういう話」をしたいのではない．

✣

　ジェネラリスト・スペシャリストの二元論，すなわちジェネラリストに対してスペシャリスト，という切り方は，しばしばジェネラリストのほうからふっかける議論である．スペシャリストのほうから，「われわれスペシャリストに比べて，ジェネラリストは……」という言い方はあまりしないものだ．

　逆に，ジェネラリストはしばしばこういう語り方をする．常にスペシャリストに照らし合わせて自分たちのアイデンティティを確認しようとする．この話法は，意識的，無意識的に非常に頻繁に行われる．

> アメリカの医療はこれまで都市における大学・大病院の医療といった立場からでしか日本には紹介されておらず，数年といった短期臨床留学者のほとんどがそうであるように臓器・疾患専門医的視野でしか語られていない感がある．それは大病院にしかしがみつかない専門医志向の日本人留学者の犯しやすい過ちだと思うし，また残念ながら本当のアメリカの地域医療・プライマリケアの第一線の現状は，そこで仕事をする日本

> 人が極めて少ないがゆえ正しく語られてはいない．（中略）日本がアメリカから学ぶべきものは大病院の専門医療ではなくプライマリケアの現場なのである．日本の大病院勤務医が語るかぜの管理と地域のプライマリケア医の語る医療にはおのずと違いはあるはずであるが，（中略）臓器・疾患専門医療によるゆがんだ医療を改めていく一助にでもなればと願い……
>
> 佐野　潔. 治療. 2004; 86(1): 7-9.

　これはぼくがアメリカにおけるかぜ診療について書いたレターに対する回答である．ここでは，「かぜ」というコンテンツはあまり重要ではない．ま，もっとも，岸田直樹先生（手稲渓仁会病院総合内科・感染症科）や山本舜悟先生（京大大学院医療疫学分野 / 日赤和歌山医療センター感染症科）らのおかげで現在再注目されている「かぜ診療」がいかにあるべきか，という議論が10年前はどうだったかという意味では，このコンテンツは面白い．興味ある人は『治療』誌（南山堂）のバックナンバーをどうぞ．

　で，ここで注目すべきは，文章からほとばしる「臓器・疾患専門医」に対する凄まじいまでの憎悪の感情である．まあ，これは極端な例だったかもしれないが，大なり小なり，このようなプライマリ・ケア医の「臓器・疾患専門医」に対するルサンチマンは，あちらこちらから感じられるのである．

　率直に言うと，このような恨み節の情も，ある程度無理なからぬところはあるとぼくは思う．

　特に90年代以前の日本医療は極めて縦割り的，タコツボ的で，基礎医学研究の延長線上として分割された，セグメンタルな「臓器・疾患」に対する医療が行われることが多かった．教員の評価は（ほぼ）インパクト・ファクターのみでなされ，インパクト・ファクターは先鋭的な基礎医学研究によって得られる．今でもそうだが，プライマリ・ケア領域の学術論文は高いインパクト・ファクターにはつながりにくく，それは相対的に低い人物評価へとつながる．不当に低い人物評価は当然，ルサンチマンの温床となる．

❖

　神戸大学病院は開けた港町という土地柄もあり，前身が医師養成場を兼ねた神戸病院という，むしろ一般研修病院のような存在だったこともあり，そこはよい意味でホンワカとしていて，タコツボ土壺の悪弊からはわりと遠い．でも，今でもあちこちの大学病院に行くと，90年代以前の古い価値観を引きずったまんまの「臓器・疾患専門医」に出くわすことは多い．ああいうのがふんぞり返っているのを見ると，ムカッとくるのもしょうがないよね．

　しかし，専門医療も突き詰めていけば，「臓器」や「病気」だけ見ていても，上手くいかないのは自明である．心臓ばかり見ていても心臓疾患の患者はよくならないのだ．そもそも，近年の専門領域は「臓器」だけで切ることが困難である．オンコロジー，緩和ケア，栄養……専門領域をトポロジー的な臓器で切り分けることは不可能になっている．

　よく引き合いに出すのは，ぼくが診ているHIV/AIDS診療である．HIV/AIDSはかなりマニアックな「専門疾患」だが，頭のてっぺんからつま先まで，あらゆるところに合併症を起こす．社会保障制度，家族や夫婦関係，差別，愛の在り方やセックスの方法まで，実に包括的なアプローチをとらねばならない．ぼくは冗談半分，本気半分で，「HIV/AIDS診療は究極のプライマリ・ケアの一様相である」と言っている．

　でも，これはHIV/AIDSに限った話ではなく，喘息診療だって，関節リウマチのケアだって，結局は同じことだと思う．質の高い専門医診療は，どのみちプライマリ・ケア的なのである．それができない「臓器・疾患専門医」がたくさんいるのは承知している．でも，そういう存在をもってスペシャリストの医療をくさすのは，下手な演奏家が存在する，という理由で音楽そのものを否定するようなものだ．

❖

　ルサンチマンにはいつだって，ルサンチマンを抱くような歴史がある．割

と得心のいく理由もある．ここで思い出すのは故ネルソン・マンデラである．27年間も牢獄に入れられていたマンデラは，白人を恨みに思う十分過ぎる理由を持っていた．しかし，彼は南アフリカ共和国の未来のために，白人の罪を許し，そして共存の道を選択したのである．

ぼくを含め，人間はルサンチマンの感情に屈服しやすい．マンデラのような気高い精神は極めて希有な精神である．しかし，マンデラの気高い精神をめざしていけない理由はどこにもない．少なくとも，ルサンチマンの先には医療の明るい未来はないのだから．

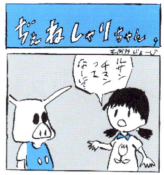
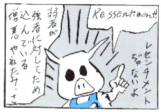
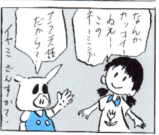
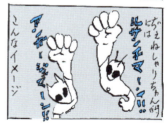

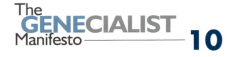

ジェネラリスト・パッシング

　前章は，ジェネラリストのスペシャリストに対するルサンチマンの話をした．もちろん，たいていのジェネラリストはスペシャリストを頭から否定することはないし，「スペシャリストとの共存」を望んでいる．建前としてはそうなんだけど，でもその言葉の端々に，スペシャリストに対する「恨み節」が感じとられる．「おれは差別をするよ」と公言する差別者がまれなように，そうとは公言されないだけだ．

❖

　で，このようなジェネラリスト・バッシングに対して，スペシャリストのほうはむしろ「パッシング」な状態である．最初から噛みついたりしないことが多い．しかしながら，「愛の反対は無関心」である．スペシャリストがジェネラリストに対して全く無関心なこと「そのもの」が，この問題が深刻であることを示唆している．

　スペシャリストのスペシャリティは数的に評価しやすく，外的にも理解しやすい傾向にある．特に，外科などスキルを示す領域は執刀数や手術の成功率といった数値評価を行いやすい．また，先端的な研究者であれば，インパクト・ファクターやサイテーション・インデックスといった数的評価が可能である．

　ジェネラリストの場合，診ている患者が多様なこともあって，そのような数的評価は比較的難しい．患者を診た数は労働量の評価にはなるが，技能の評価にはならない．いや，専門科外来のほうが，午前中80人診た，みたいに「数を稼ぐ」のはより容易である．もちろん，容易であるというのは「そ

うすべきだ」という意味ではないし，正直，患者を診た数で医者を評価するのはよしておいたほうがよいのだけれど．

❖

よいジェネラリストというのは存在する．よい音楽家やよいスポーツプレイヤーがいるのと同様に，存在する．そして，それは感得することができる．感得の仕方が数的，量的でないだけの話だ．

でもよく考えたら，ぼくらはバイオリニストを1分間に動かせる弓の回数で評価しているわけではない．90分間に走る距離でサッカープレイヤーを評価しているわけでもない（実際にはやってるけど，そこが「キーポイント」なのではない）．よいバイオリニストや優れたサッカープレイヤーは存在し，そしてそれは質的に評価できる．見る人が見れば，わかるのである．同様に，優れたジェネラリストも，その優秀さを数値化しにくいだけで，「見ればわかる」のである．

さらに，もっとよくよく考えてみれば，これはスペシャリストにおいても同じである．優れた外科医の手の動きは数値化しにくいが，ゴッドハンドがゴッドハンドであることを感得できるのはオペ室の中でであり，後で分析したエクセルファイルの中には「神の手」はいない．優れた外科医の所作は，ぼくのような内科医が見ていても感得できる．メッシのドリブルを誰もが感得できるように．もちろん，ぼくは外科医の素晴らしさの全てを俯瞰できるような能力は持っていない．細かい素晴らしさ，マニアックな素晴らしさは同業者にしか感得できず，それはピア・レビュー的に共有される．だが，「メッシのドリブル」的感得にせよ，プロのマニアックな眼によるピア・レビューにせよ，スペシャリストのスペシャリストっぷりは質的に感得され，そこはとても重要である．評価のポイントにおける質量問題は，スペシャリストとジェネラリストを考える場合，あくまで「程度の問題」に過ぎない．

❖

普遍的だったジェネラリスト・パッシング．しかし，これからのスペシャ

リストは，ジェネラリストを決して無視できない．その理由は大きく2つある．

　1つ目は，地域医療の問題である．医局制度が良くも悪くも充実していたころは，地域医療は医局からの派遣事業で成り立っていた．派遣先は「関連病院」である．タコツボ的に「医局のやり方」に閉じこもっていても，そこでの医療の質が担保されていなくても，皆は困らない．「関連病院」にあるのは「私と同じ世界」だからである．「関連病院」は医局の延長線上にあり，医局と同じように振る舞うことができる．地域では大学病院のように先鋭的にある領域に特化した医療はできず，「いろいろ」診ることが要請される．しかし，そこはやっつけ仕事，「うちの医局のやり方」を踏襲しても，誰も文句は言わないのである．

　しかし，医局制度が良くも悪くも崩壊に向かい，これからはそういうやり方での地域医療は成立しなくなる．ある領域に特化したスペシャリストは，地域医療の現場で孤立する．「おれはこの病気は診れないよ」も通用しなければ，「自分の専門領域以外はやっつけ仕事」も許してもらえない．生暖かく許してくれた「医局ワールド」はそこにはない．

　2つ目は，ちょっと皮肉な話だが，「専門領域のレベルアップ」である．医学の世界はどんどん細分化され，各領域の専門性はどんどん高まっている．20年前の医学知識と，現在の医学知識では総量にして桁違いなのである．

　専門性が高まるということは，「やっつけ仕事が難しくなる」ということであり，「他領域の勉強が難しくなる」ことでもある．かつては，食事のオーダーや疼痛管理，発熱時の抗菌薬の使い方，輸液の仕方などは「テキトー」に行われていた．いや，今も行われている．しかし，栄養の，疼痛ケアの，感染症診療の，輸液治療の専門性が高まり，「やっつけ仕事」が難しくなり，時に許されなくなってきた．自身の専門領域だけが進歩しているのではない．どの領域も進歩しているのである．

タコが足を伸ばすように，それぞれの専門領域はどんどん伸びていく．かつては近くに見えていた「隣の脚」は遥か遠くにあって，もうその先端は見えない．では，どうすればよいか．選択肢は3つしかない．自分の専門外の周辺領域を必死に勉強するか，周辺領域の専門家にアウトソーシングするか，その両方か，である．これがジェネラリストへの第一歩となる．チーム医療の萌芽となる．

　チーム医療とは，「他者へのまなざし」である．自分の患者は，自分の専門領域だけでは手に負えないのである．少なくとも，質を担保する形では．他者へのまなざしは，ジェネラリストにも向かう．チーム医療において大切なチームメイトである．ジェネラリスト・パッシングが終焉するかどうか，そこにマルクスチックな歴史的必然性はない．しかし，ジェネラリスト・パッシングが終焉しなければ，やはり医療の明るい未来は存在しないのである．

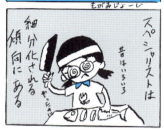
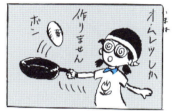
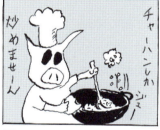
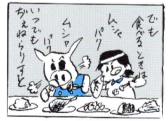

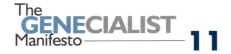

ジェネラリストの「無知の体系」

　ぼくらには「知の体系」というものがある．自分の知っている世界の体系が．でも，ぼくらは「自分の知らない世界の体系」というものを知ることができない．自分の知らない世界がどのようになっているのかはわかりようがない．

　だって，それがわかってしまえば，それは自分が知っている「知の体系」に転じてしまうのだから．これは考えてみると不思議な話だ．ぼくらは自分の「知の体系」しか知らない．その外にある世界がどのような「知の体系」を持っているのかわかりようがない．にもかかわらず，ぼくらはしばしば（まるでそれを知っているかのように）「他者」を批判する．

✣

　すでに，第9章で「ジェネラリスト・ルサンチマン」の話をした．ジェネラリストにはスペシャリストに対する強いルサンチマンを持つ人が多い．しかし，ジェネラリストにはスペシャリストの「知の体系」は見ることができない．それを見ることができるのは，スペシャリストだけなのだから．

　では，なぜジェネラリストは自分が知ることのできないスペシャリストの有り様を察し，それを恨みに思うことが可能なのだろうか．

　よくあるパターンは，こうだ．「あの先生はガイドライン通りに治療していない」，あるいは「あの先生はエビデンスのないことをやっている．ちゃんと勉強していないんじゃないの？」．このパターンの批判は，ジェネラリストからスペシャリストに対してよく行われる．多くは陰口として，時にあからさまに．実はぼくも，この手の批判をされたことがある．「優秀」と言

われ，ガイドラインや各種のスタディーを網羅している，勉強熱心なジェネラリストほど，この手の批判をしやすいものだ．

✣

　この批判が妥当なこともある．特に大学病院の医師に多いことだが，患者ケアのアウトカムがとっちらかっているスペシャリストがいるからだ．例えば，いろいろなデータを取ることに躍起になるスペシャリストは多い．でも，何のためにそのデータを取るのかは自分でもわかっていない．「データを取るために，データを取る」というトートロジーに陥っているのである．こういう臨床センスを疑うプラクティスに，「優秀な」ジェネラリストはイラつくのである．こういうイラつきは，よく理解できる．

　しかし，である．スペシャリストが，こういうスペシャリストばかりとは限らない．エビデンスと呼ばれるものの多くは，ランダム化比較試験の結果，得られた堅牢なアウトカムのことを言う．人によっては，ランダム化比較試験の結果，得られた堅牢なアウトカム"だけ"をエビデンスと呼ぶ．

　しかし，ランダム化比較試験に参加する患者は，非常に定型的な患者ばかりである．診断基準がはっきりしており，字を読むことができ，医師の言うことを（だいたいは）聞き，合併症はないか少なく，極端な腎不全や極端な肝不全や，極端なあれやこれやを持たない，オーディナリーな患者である．われわれの外来に来る患者はそのようなオーディナリーな患者とは限らない．専門家外来に来るようなセレクションのかかった患者であれば，なおさらである．

✣

　ぼくは心房細動のある患者を診療していた．とある抗凝固療法で治療していた．ぼくが外来で出しているのは，この患者にだけ，という比較的希少な抗凝固薬である．ぼくはこの薬に対して，十分な経験値を持っていない．

　だが，この患者の奥さんによると，お酒をよく飲んで，けっこう転倒しているという話であった．ぼくは，懇意にしている循環器内科の専門医に相談

した．すると彼はこう言った．「では，量を半分にして使ったらどうでしょう」．

　心房細動を治療しない，というのが妥当な医療ではないことは誰にでもわかる．しかし，抗凝固療法を酔っぱらってしょっちゅう転んでいる人に提供するのもよくないことは，これも誰にでもわかることだ．問題は，世の中には「酔っぱらってしょっちゅう転んでいる心房細動の患者」を対象とした，ランダム化二重盲検比較試験が存在しない，ということだ．また，その特殊な抗凝固療法を半量で提供したら何が起こるか，というランダム化二重盲検比較試験も存在しない，ということだ．

　こういうとき頼りになるのは，ぼくよりもこの希少な薬を使っている経験値の高いスペシャリストである．何百例もその薬を使っていれば，その「さじ加減」は感得できるからだ．そのような世界では，"エビデンスがない"半量の薬，というプラクティスが高い妥当性を持って許容できる．そして，そのような薬の使い方はぼくの「知の体系」の外にあるものだ．

※

　疾患は，全てオリジナルな一回こっきりのものであり，どの疾患もオリジナルな疾患である．「あの」肺炎と「この」肺炎は異なる．全ての肺炎は違っている．でも，何百，何千という肺炎を見ていれば，肺炎の持つ世界の広さはだいたい感得できる．それは，肺炎を数例とか数十例見ているだけでは絶対に見えない「体系」に属するものだ．ぼくらは，一回こっきりの多様な現象を「肺炎」という一つの病名にコードして，それでよしとしている．でも，これは単なる便宜上の手続きであり，全ての「肺炎」は実は異なるものなのだ．

　抗菌薬を続けていると，ある一定の確率で副作用が起きる．副作用が起きた場合，ぼくらの取るべき選択肢は3つ．（1）副作用を甘受してその抗菌薬を続ける，（2）別の抗菌薬に変える，（3）抗菌薬を中止する，である．

　ぼくはしばしば，抗菌薬を中止する．感染症フェロー（後期研修医）はこの判断に躊躇する．「ガイドライン」に肺炎の治療期間は何日，と明記され

ているからだ．それより短い期間で抗菌薬を中止することに，彼らは恐怖を感じるのだ．

　もちろん，ぼくも恐怖を感じる．というか，ぼくはどの患者を診ても恐怖を感じてばかりである．自分の見立てが果たして正しかったのか，やってみなければわからないのである．ガイドライン通りにやったって，うまくいかないことはしょっちゅうだ．

　でも，肺炎の「知の体系」を知っていれば，「ガイドライン」に書いてある治療期間未満でも，ちゃんと治る肺炎も存在することは感得できる．薬の副作用のリスクが強い場合は，むしろ抗菌薬を中止したほうが全体として患者のアウトカムに資することもあるのである．それは，一般化できないプラクティスであるが，「目の前の患者」にはアプライできる．

✣

　そのような「特殊な」患者は，ジェネラリストの前に現れることは少ない．でも，スペシャリストはこういうアウトライヤーを山ほど見ている．いや，アウトライヤーをたくさん経験している，ということがスペシャリストのスペシャリストたるゆえんであり，疾患のアウトライヤーを十全に経験している人は，もはやジェネラリストとは呼べないのである．

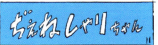
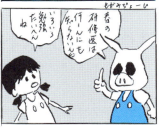
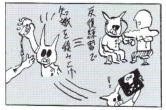
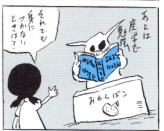
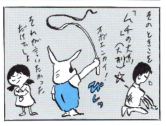

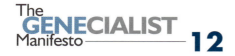

スペシャリストの「無知の体系」

　前章はジェネラリストの「無知の体系」の話をした．本章はスペシャリストの「無知の体系」の話である．

　当然，スペシャリストにも「無知の体系」はある．というか，スペシャリストの「無知の体系」はかなり深刻だ．たいていのジェネラリストは自分の「知の体系」が不十分であることに自覚的だ．「世の中には自分の知らない『知の体系』がある」という自覚を持ちながら診療するジェネラリストがほとんどである．ていうか，そうあるべきなのだ．

　でも，スペシャリストには鼻持ちならない人も多く，自分の「知の体系」の小ささに自覚的でないことも多い．自分の「無知の体系」に無関心なのだ．自分は十分な知識と技術と経験があるのだから，もうわかってますよ，という態度である．

　しかし，スペシャリストの「知の体系」はあまりにも狭い．例えば，医学全体の知識体系の総量を考えると，ほとんどのスペシャリストの「知の体系」は細い一本の糸のようなものである．そして，自分の「知の体系」の外にある世界については全く無知で，（多くの場合）全く無関心である．

　呼吸器内科医に，「咳」とか「息切れ」の原因を聞くと，たいていの呼吸器内科医は呼吸器疾患にしか言及しない．心不全とか，パニック発作に言及できる呼吸器内科のスペシャリストは素晴らしいと思うが，残念ながらそういう呼吸器内科スペシャリストは少数派に属する．

　循環器内科専門医に同じ設問をしても同様だ．彼らはたいてい，心臓の病

気ばかりを鑑別に挙げ，血液検査や心電図や心エコーをした後，「うちの病気ではないですね」と匙を投げてしまうのだ．「うちの病気ではないですね，さよなら」というのは，（スペシャリストの）コンサルタントとして最低の所業だとぼくは思っている．

✥

　スペシャリストには「のりしろ」が必要である．自分の専門分野の外にある世界に妥当なまなざしを与えるような，追加の「のりしろ」である．例えば，感染症内科の外来に来る患者の3割くらいは感染症を持っていない．彼らは，膠原病（自己免疫疾患）を持っていたり，悪性疾患を持っていたり，あるいは精神科疾患の持ち主である（心身症としての「発熱」患者はとても多い）．

　でも，そういう患者を「これはうちの科ではありませんね」と言って帰してしまうのはスペシャリストとして良心的な態度ではない，とぼくは思う．自己免疫疾患や悪性疾患や精神科疾患やその他諸々の「一見感染症に見えるけど，実はそうではない」疾患について，ぼくらは十分に勉強しておくべきである．

　もちろん，そういった疾患の「治療」に関しては経験値が不足しているなら，その分野のスペシャリストにお任せしてもよいだろう．自分にできないことは，自分でやるべきではないのだ（自分で治療を続ける，というオプションももちろんある．ぼくの外来に通っている患者の3割くらいはそういう患者で，ベンゾジアゼピンとか，プレガバリンとか，コルヒチンとか，黄連解毒湯とか，麻杏甘石湯とか，感染症とは関係ない治療をぼくから提供されている）．しかし，だからといって自分の専門領域外について全く無知でよいとは思わない．それが「のりしろ」ということの意味である．

　スペシャリストは，常に「私の立場」から患者を診ようとする．逆である．むしろ，自分の立場を離れ，「私の立場ではない角度から」患者を診る訓練をしておいたほうがよい．そうすれば，患者のアセスメントはずっとリッチになる．

✤

　スペシャリストが先鋭化していくと，基礎医学的研究に手を付ける人も多い．それはそれでいいんだけれど，臨床医学的にとっちらかったプラクティスに向かってしまう弊害はある．細胞やマウスの実験をそのまま人間に応用してはいけないんだけれど，自分が実験していると，そういう誘惑につい駆られてしまう．

　それは学者としては自然な態度であり，ある程度仕方がないところもあると思う．でも，「自分がやっている研究はあくまでマウスのもので，人間に同じことが起きるとは限らないんだ」という事実はちゃんと理解しておいたほうがよい．

　ぼくが懇意にしている微生物学の教授はたくさんの研究成果を挙げている．先日も，驚きの新ワクチン完成の報を耳にしたので，「すごいですね，○○病のワクチンを作られたんですか」とぼくが驚いて言うと，「いやいや，これはあくまでマウスの話です．人間に使ってこれがうまくいくかは，誰にもわかりません」と謙虚におっしゃっていた．自分の世界の境界の外に臨床の世界があることに自覚的な，とても素晴らしい態度だと思う．

✤

　別の，やはりぼくが尊敬する微生物学の教授は，自分が病気になったとき，ぼくに電話してきた．「自分は感染症の治療を受けているんだが，どうも主治医は感染症に詳しくないみたいなんだよ．岩田先生だったらこの治療でよいと思う？」と質問してきたのだ．

　この先生は世界的にも有名なある微生物領域のオーソリティーで，ぼくが長く尊敬している巨大な知性の持ち主だ．そのような偉大な知性の持ち主だからこそ，「自分の知らない領域」についてはとても自覚的なのだ．自分の知識体系の境界線を上手に引けること，「自分の知らないことに自覚的であること」はある意味知性の証明でもある．頭の悪い人ほど，「何でも知っている」とうそぶくのだ．

残念ながら逆の例もある．微生物学者が in vitro のデータを援用して，「この病気はこのように治療しましょう」と指南する．悲しいかな，臨床医がそのような基礎医学者の意見に賛同したりもしている．ベッドサイドのことは，臨床医こそがプロなんですけどね……．

✤

2章にわたり，ジェネラリストの「無知の体系」とスペシャリストの「無知の体系」を紹介してきた．では，これをどう克服すべきなのか．そこに「ジェネシャリスト宣言」は踏み込んでいこうと思う．

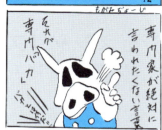
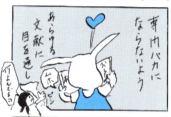
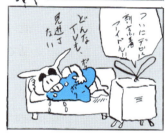
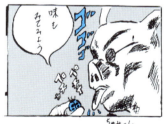

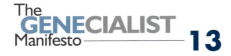 **13**

ジェネシャリストとは何か
――ウィトゲンシュタイン的に考える

　これまで，ジェネラリスト/スペシャリストの二元論問題（バックグラウンド）について考えてきた．今回から第二部に入る．いよいよ，ジェネシャリスト（Genecialist）という新しい概念の紹介である．

　ジェネシャリストは，ジェネラリストとスペシャリストのハイブリッドである．ただし，その概念に「定義」はない．ある言葉の「意味」を「定義」することはできない．ルートヴィヒ・ウィトゲンシュタインの『哲学探究』における言語ゲームの説明を読んで，ぼくはそう考える．

> 「意味」という語を利用する多くの場合に――これを利用するすべての場合ではないとしても――ひとはこの語を次のように説明することができる．すなわち，語の意味とは，言語内におけるその慣用である，と．
> Ludwig Wittgenstein 著, 藤本隆志訳. ウィトゲンシュタイン全集 8. 大修館書店; 1976.

　「あれはジェネシャリストだ」とか「あの人はジェネシャリストとは呼べない」と，われわれは「ジェネシャリスト」という用語を会話の中で使用することは可能であろう．それは，「慣用的に」可能である．しかし，その言葉を「定義」するのは困難で，おそらくは不可能だ．子どもが言語を習得するときに言葉の「定義」を一切顧慮しないままに自然に言葉とその意味する対象，シニフィアンとシニフィエをすり合わせていくように，ぼくらも臨床

現場でジェネシャリストの意味をすり合わせていくことができる．それを「定義」することなしに．

❖

　そもそも，ジェネラリストやスペシャリストの「定義」からして，怪しいのである．多くの「定義」は「俺様が思うに」的定義であり，ジェネラリストやスペシャリストの必要十分条件を満たしてはいない．いわく，「外傷が診れないようじゃ，ジェネラリストとは言えない」「お産を診れないのに家庭医とは呼べない」「精神科ができなきゃ，総合診療医とは呼べない」云々．スペシャリストに至っては，「至芸」「完璧」「究極」みたいな，『美味しんぼ』（小学館）も真っ青なスローガンが立ち並ぶ（こともある）．

　「こうでなければ，ジェネラリストと呼ぶことは（俺が）認めん」「スペシャリスト足る者，かくあるべし（俺的に）」という思考の枠組みそのものから，ジェネシャリストは自由である．「定義」とか，そういううるさいことは言うの止めようよ，というわけ．

　そのような緩やかな枠組みの中で，ジェネシャリストは幅の広いジェネラリストっぷりと，とんがったスペシャリストっぷりの両者を発揮する．通常は，ジェネラリストの訓練を受けた後，ある一領域の（人によっては複数領域の）スペシャリティの研鑽を受ける．こうして，横に広く，縦にとんがった三角形ができる．このような形がジェネシャリストの基本形だろう．

　ぼくのイメージでは，ジェネラリストは横に広がった長方形である．幅広くいろいろな領域をカバーする．ただし，各領域の深みはそれほどでもない．逆に，スペシャリストは縦に伸びた長方形だ．横幅は小さく，その守備範囲は狭いが，ある特定領域における専門性は極めて優れている．

　ジェネシャリストは，ジェネラリストの横の広さと，（ある一領域における）スペシャリストの縦の深さを併せ持ち，ちょうどＴの字を逆にしたような，あるいは三角形のようなイメージである．ポリバレントなユーティリティーと，特化した秘密兵器の両者を併せ持つってイメージだ．

✜

　もともと，ジェネシャリストは，日本の医療界と親和性の高いコンセプトである．日本の多くの開業医は「自分の専門分野」というとんがった部分を持ち，かつ「何でも診る」ブロードな態度を併せ持っている．しかしながら，従来の日本モデルは横の広さも，縦のとんがり型も「もうひとつ」という感は否めない．
　基礎研究を生業(なりわい)とする教授の下で基礎研究中心の大学生活を長く過ごし，すごろくの導く先として開業する医師も多かった．研究レベルの高さは，その専門領域における臨床能力の高さを担保しない（「臨床能力が"ない"という意味ではない．"ある"ということを担保しない，というだけの話だ）．精神科など「医局の風土」がどっぷり出てくる領域だと，本当にその専門分野を俯瞰できる「高み」を持っているのか，「うちではこうやっていた」という狭量な経験値の積み重ねだけなのか，微妙なところである．横の広さも同様だ．総合診療的なジェネラルな診療には，特別な訓練を必要とする．とりあえず現場に出てみて，いろいろ体験しながら「我流」で学ぶのでは失敗の可能性は高い．

✜

　苦い思い出がある．ぼくは小二のころからサッカーをやってきたが，全然上手にならなかった．全体練習をやって，居残り練習をやって，朝練を積み重ねても，全く効果が上がらない．
　今思い返してみるに，ぼくは何も考えずに練習してきた．もっとも，当時の指導者たちの多くも，あんまり考えずに指導していたけれど．たくさん走り込みをし，たくさん筋トレをし，たくさんシュート練習やパス練習，ミニゲームや練習試合を積み重ねれば，上手になれると思っていた．全くもっておめでたい話であった．
　『ヨハン・クライフ　サッカー論』（二見書房），もっと柔らかいのがよければ漫画『フットボールネーション』（小学館）を読むと，サッカー上達のた

めには「考えて」「勉強すること」がとても大事なことだとわかる．どのように走り，どうやって筋肉を鍛え（それも，正しい筋肉を，だ），基本的なボールの蹴り方を正しく学ばなければ，サッカーは上手にならない．基本がしっかりしていなければ，どんなに表面的にチャラチャラ上手になっても，高いレベルでは通用しない．間違ったやり方をいくら繰り返しても，間違いっぷりが増幅されるだけのつまらない選手（つまり，ぼく）になるだけだ．当然，医療についても同じである．間違ったプラクティスを何百回反復しても，間違いっぷりが増幅されるだけの……以下同文である．

　日本にはジェネシャリストが育つ土壌と可能性があると思う．しかし，今のままではダメなのである．

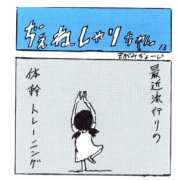
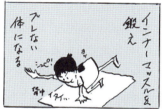
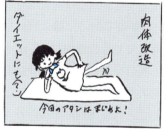
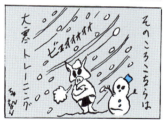

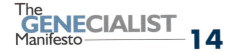

知の総量と，無知の知

　われわれはたくさん知識があることを知性と考えがちである．しかし，それは「昭和の考え方」だ．21世紀の今日，たくさんものを知っていることは，一つの価値ではあるが，それほど大きな価値ではない．

　1950年時点で，医学知識が倍になるには，50年かかっていたそうだ（doubling time）．1980年にはこれが7年になり，2010年には3.5年になっている．東京オリンピックが開催される予定の2020年には，なんとたったの73日で医学知識は倍になると見積もられている[1]．2か月ちょっとで倍になってしまうのだ．

　もはや，どんなに博覧強記の知識量があっても，メフィストフェレスに魂を売り渡しても，全ての領域における医学知識を最新の状態にキープしておくことは原理的に不可能なのである．勉強しても勉強しても，自分の知らない知識量のほうが自分の知っている知識量よりも圧倒的に大きく，その差は開くばかりである．

❖

　「前の」東京オリンピックのときは，医学知識の増大のスピードはとても緩やかであった．そのころは，医者の要件は「たくさんの知識がある」であった．

　医学部は覚える知識量が多いため，他の学部で4年間のところ，6年制をとっている．その間，解剖学，生理学，生化学，病理学，微生物学，内科，外科，メジャー，マイナーとたくさん知識を詰め込んで頭をパンパンにすると医者のできあがり，というわけだ．

それは「受験戦争」と呼ばれた時代においては，とても親和性の高い勉強の仕方であった．受験に強い学生は，大量に，迅速に，正確に知識を詰め込むのがとても得意な学生のことだからだ．受験でよい点数を稼げる学生が医学部に来るのは，いわば必然だったのである（それを狙っていたわけではないと思うけれど）．

　しかし，現在ではそのような「昭和の」方法論は全く通用しない．「知識の総量」で勝負する時代は終わったのである．「自分がどのくらい物知りか」を誇るよりも，むしろ「自分がどのくらい知らないか」にどれだけ自覚的であるか，のほうがずっと知性をはかるにはふさわしい．ソクラテスの「無知の知」である．

❖

　仮にAという人物の知識の総量が，Bという人物の3倍あったとしよう．昭和の時代ならば，AはBよりも「頭が良い」ということになる．

　しかし，もしAが「自分の知らないこと」に全く無頓着である場合，そしてBが自分の知識の及ばないところにとても自覚的である場合，AよりもBのほうがより高い知性を持っている．

　Aのほうは単に知識の総量が多いだけの「物知り」である．しかし，自分の知識の体系の外にある世界について全く無頓着である．彼/彼女は自分の知っている世界でしか勝負しないから，それ以外の問題についてはやっつけ仕事で適当に片付けようとする．痛みに対して痛み止め，不眠に対して睡眠薬，熱に対して抗菌薬を処方し，「なぜそうなのか」については頓着しない．さらに教科書や文献を調べようとか，知っている人に教えてもらおうというインセンティブも持たない．よって，自分の知識の体系の外の知識に目を向けることがない．

　こういうのを「井の中の蛙」という．もっと直截に言うならば，現代においてこういう人物は「バカ」である．自分の知識の及ばない領域に全く無知，無関心なのだから．たとえ知識の総量が多くても，それは単なる「物知り」に過ぎない．

「知らないという自覚」は調べようというインセンティブを生む．幸い，知識量の増加が著しい現代において，その知識の検索能力も昭和の時代と比べものにならないくらい増大した．英語力とちょっとしたITリテラシーがあれば，われわれは短時間で必要な情報をかなりの確率で手に入れることができる．「知らないという自覚」がある人物は，知識の取り入れに懸命になる．なにしろ，知らないのだから．他者とのコミュニケーションも積極的に行う．なにしろ，知らないのだから．

※

　さて，医学情報の収集には英語力が必須である．現在手に入る医学情報の大多数は英語でできているからだ．日本語の二次情報も存在するが，その量は限定的で，かつ古いことが多い．やはり直接 PubMed, Google Scholar などを駆使して文献に当たったほうが手っ取り早い．

　長らく学生や研修医を教育しているが，「自分は読むことはできるが話せない」とか「書けるんだけどヒアリング（リスニング）が」という言葉を耳にする．それは間違いだ．「読むことはできるが」と言う人物は本当の意味では読めていない．「書けるんだけど」という人物は書けていない．単に，「できる」という言葉の意味するハードルがとても低い位置にあるだけだ．

　「日常生活ならば不自由しない」言語力なんていうのも実にアテにならない言説だ．買い物をしたり，トイレに行ったりするくらいならほとんど語学力は必要ない．不自由しないレベルは主観的に規定される．満足感は，諦めてしまえば得ることができる．

　ぼくの英語力は極めて低い．そのぼくよりも英語力の高い日本の医学生や医者は極めて希有だ．それは，読み書き，聞き，しゃべる，全てのレベルにおいてそうである．

　だから，一部の天才的な語学力の持ち主を除けば，英語は必死に勉強しなくてはならない．英語力がなければ医学情報の収集がおっくうになる．そうすると収集しなくなる．自分の知識の体系から外に出なくなる．はい，「井の中の蛙」のできあがり，である．

多くの医者は製薬メーカーのMRさんから"だけ"医学情報を収集する．原著論文を読めばそれが"誇大"広告なことはすぐ看破できるが，論文を読む力がないためにすぐにだまされる．

✥

「英米の文化に染まりたくない」なんてセリフも聞いたことがある．結構，ならばスワヒリ語でもチェコ語でも，ペルシャ語でもマスターするがよい．もちろん，英語をマスターした後で．そうすれば，「英米文化に染まる」ことはなかろうし，英語ができない言い訳も消える．

◆参考文献
1) Densen P. Challenges and opportunities facing medical education. Trans Am Clin Climatol Assoc. 2011; 122: 48-58.

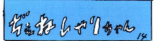
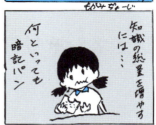
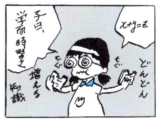
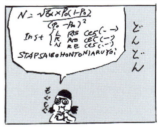
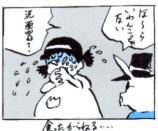

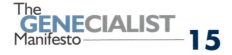

ジェネシャリストの三角形

　第13章で，ジェネシャリストの基本形は上を向いた「三角形」のようなものだ，と述べた．これについて，もう少し説明したい．

　ジェネラリストは「広く，浅く」の横に平たい四角形のイメージである．スペシャリストは「狭く，深く」の縦に長い四角形のイメージである．

　ジェネラリストは，ある領域に突き抜けたような専門的な技術や知識を有しない．それを持っていれば，すでに彼（彼女）はその領域のスペシャリストであるはずだ．肩書きや，専門医資格とは無関係に．

　スペシャリストは，自分の専門領域においては他を圧する技術や知識を有している．しかし，その他の領域については全く知識がないか，聞きかじり程度の知識しかない．他の領域においても広く知識や技術を有しており，これを駆使していれば，彼（彼女）はジェネラリストとして機能するであろう．

　……というのが，古典的なジェネラリスト・スペシャリスト二元論である．拙稿ではこの二元論の不毛さを長く説いてきた．そして，新しいモデルである「ジェネシャリスト」という在り方を提唱したい．それは，横に長く，縦にも（一部には）長い，三角形のイメージである（図）．

図　ジェネシャリストのイメージ（三角形）

❖

　もちろん，人間が身につけられる知識

の総量には限界がある．総量の大きさは各人のキャパシティーや努力にもよるが,「限界がある」という一点においては変わりない．なので,かつてファウスト博士が望んだように世の中の全てについて知ることなど,到底かなわないことだ．医学の世界に限定しても,やはり無理.

しかも前回述べたように,医学知識のエクスパンションはどんどん加速化していくので,この無理加減はどんどん増していく．もちろん,インターネットとデータベースの発達により,知識の獲得そのものはかつてないほど容易になっている．今後はもっともっと容易になっていくだろう．一部の出版社が行っているような過度の金もうけ主義,情報の有料化がはびこらなければ,だけど．

❖

しかし,自分が知らないという自覚がなければ,そもそも「調べてみよう」というインセンティブすら発動されない．かくして調べないまま,の状態がほったらかしになるのである．これが知らないことを知らない,「無知」の状態である.

スペシャリストは,自分の専門領域以外の項目について無関心だから,それについては一切勉強しない．しかし,患者がそのスペシャリストの問題「だけ」を抱えていることは,むしろまれなことだ．かくして,専門領域外の「やっつけ仕事」が始まる．栄養,点滴,抗菌薬,疼痛管理,血圧管理,血糖管理,ぜーんぶやっつけ仕事になる．薬の相互作用などの薬理学的な事象,患者のメンタルヘルス,リハビリ,家族との人間関係や金銭的な問題,全てほったらかしだ．

ジェネラリストは,広くて包括的なケアを得意とするが,各領域がどれだけ深くて遠い世界を持っているかについては知らないことが多く,また無関心だ．「自分は,ランダム化比較試験の臨床アウトカムを示した研究以外は一切読まない」と豪語するファンダメンタルなジェネラリストもいるが,その臨床試験のデザインに乗っかれない患者さんも世の中にはたくさんいる．

そうすると,基礎実験,動物実験の知見,エキスパートの経験,さじ加減

などが「best available evidence」ということになる．しかし，しばしばそのような知見はファンダメンタルなジェネラリストの冷笑の対象となる．「あの専門家は最新のRCTすら読んでいないよな，へへ」みたいな冷笑をぼくは一度ならず聞いたことがある．

❖

　しかし，ジェネシャリストはいずれの態度も取らない．
　ジェネシャリストはジェネラリスト的な広い領域の勉強をしっかりしている．やっつけ仕事ではない勉強だ．その重要性も十分に理解しているし，配慮もする．一方で，ジェネシャリストは，ある領域に対する特化した専門性も持っている．スペシャリストとしても振る舞うことが可能なわけだ．
　ただ，大事なのは，その領域のスペシャリティを持っているという「そのこと」ではない．
　図のように，スペシャリスト的な高みを持ったジェネシャリストは，ふと横を見ると同じような高みがどの専門領域にも存在していると理解することができる．その高みは，見ることはできない．でも，あることは感得できる．**なぜなら，自分もその高みを，その水平線の遠さを見たことがあるからだ．**感染症のプロは，感染症領域の世界の広さを知っている．彼（彼女）は循環器領域や集中治療領域や，消化器領域の水平線のかなたを見たことがない．でも，「それがある」というのはわかる．「自分の知らない世界がある，ということを知っている」とはそういうことである．
　ジェネシャリストの三角形においてもっとも大事なことは，その三角形の内部（知識の総量）ではない．その外側にある「知らない領域」である．ジェネシャリストの頭の中にはジェネラリストの広い知識と，スペシャリストのとんがった知識の両方がある．でも，両者を合わせた知識の総量は，しょせんは人ひとりが獲得できる知識の総量にすぎない．しかし，三角形というそのフィギュアが，その外にある広大な知識（それは，自分が持っている知識の総量よりも圧倒的に広く大きい！）がある，というイメージを作ることができる．自分の知らない領域がいかに大きく，いかに広く，いかに深いかを

イメージすることができる．そのイメージが大事なのである．

✤

　そのイメージがもたらす理解は「オレはこんなに知っている」ではない．逆である．「オレはこんなに知らないんだ」である．その知らない理解が，人を謙虚にさせ，他者に対する敬意を生む．もはや二元論の世界で垣間見られた冷笑はそこには見られない．

　そこに，コミュニケーションの萌芽が見られ，チーム医療の原則が生まれる．このジェネシャリストの持つ他者への敬意は，ナースや薬剤師，検査技師などのコメディカルにも，そして患者にも向けられる．患者がぼくらの知らないことをどんなにたくさん知っていることか，ちょっと水を向けてみればわかるが，ぼくらは本当に患者の知っていることを知らないのである．無知の自覚は人を謙虚にし，また好奇心の塊にする．好奇心はさらなる勉強をドライブする．こうして知の体系の好循環が生まれてくる．ジェネシャリストは，その定義からしてとても謙虚で，とても勉強熱心なのである．

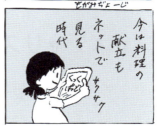
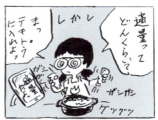
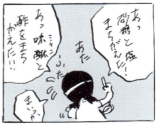
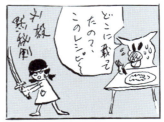

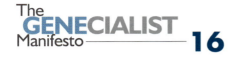

ジェネシャリストは現前する

　エコノミストの伊藤洋一氏が出演している「伊藤洋一の Round Up World Now！」（ラジオNIKKEI）によると，IT 領域におけるジェネラリストとスペシャリストの垣根はどんどん低くなっているそうだ．これを牽引しているのは言うまでもなくアップルとグーグルである．

　アップルはもともと作っていたパソコン領域の専門性に甘んじることなく，音楽を楽しむための携帯端末 iPod を開発，次いでスマートフォンの iPhone やタブレットの iPad を次々と登場させた．一方，グーグルはもともと検索エンジンの開発を行い，今や検索作業そのものが「ググる」と称されるほどに普及したが，Gmail のようなメールサービスや Google マップのようなウェブサービスを次々開発，さらにスマートフォンのようなハードウェア業界にまで進出するようになった．どちらもテクノロジーの分野におけるスペシャリスト的存在なのだが，タコツボ的に自社のテクノロジーにこだわらず，かといって自社のテクノロジーを無視するのでもなく，とんがりつつも，広々とした商品開発を行ったのだ．

✥

　日本企業のような縦割りの専門家集団とは異なり，自由な発想で異業種や異なる専門性を乗り越えて新たな価値を生み出し続ける両企業のスタイルは，従来のジェネラリストとスペシャリストという概念を乗り越えるものである．ソニーやパナソニックといった日本企業がスペシャリスト集団の高い垣根を越えることができずに，長い業績不振に苦しんでいるのとは対照的である．

伊藤氏はかつてテレビ番組で経済関係のコメンテーターを務めていたが，今では同じ仕事をお笑い芸人がやっているのだという．インターネットで情報へのアクセスがよくなり，ソーシャルメディアの発達で各人の情報発信能力が飛躍的に高まったとき，スペシャリストとジェネラリストの垣根は自然に低くなる，と伊藤氏は指摘する．いわゆる「素人」でもネットを使って上手に情報収集すれば，スペシャリストと遜色のないコメントだって不可能ではない，少なくとも以前ほどの差は生じない．

　家庭医の名郷直樹先生（武蔵国分寺公園クリニック）は著書『「健康第一」は間違っている』（筑摩書房）の中で，アウトカムをちゃんと吟味せずに「まず検診ありき」を結論付けている検診の専門家たちを批判している．その批判は妥当性が高く，論拠が明解である．日本感染症学会は「全てのインフルエンザ」にタミフルなど抗インフルエンザ薬を投与するよう推奨したが，その論拠はやはり専門家と呼ぶにはあまりに甘いものであった[1]．

　高血圧における ARB，糖尿病における SGLT2 阻害薬．各学会が推奨する治療薬とその有効性，安全性吟味のギャップは，多くの「非専門家」が指摘するところとなっている．情報へのアクセスが飛躍的にアップし，「素人」でも「玄人」と変わらないくらいのデータにアクセスできるようになった功績である．まあ，これだけ論拠の甘い推奨を専門家集団が出し続けているのは極めて問題で，日本の臨床専門家の臨床医学のレベルの低さがそこから示唆されるし，そこに"業界"とのべったりな癒着関係を勘ぐられても仕方がないように思う．

　検診のテクニックについていくら詳しくなっても，もはや「検診の専門家」と呼ぶことはできない．その検診がどのようなアウトカムをもたらすのか．EBM（Evidence Based Medicine）のノウハウをちゃんと咀嚼し，応用できなければ，単なるテクノロジー・サビー，検診テクノロジー・オタクになってしまう．高血圧，糖尿病，感染症，いずれについても同様である．

❖

　そして，「基礎医学の延長」として臨床医学を語ることも，もはや許されなくなっている．ちょっと臨床をかじった基礎医学者が「"自分は臨床もできる"クリニシャン・サイエンティストだ〜」とか名乗っているのを見ると，かなりイタい．それはジェネラリスト・スペシャリストのハイブリッド，ジェネシャリストとは似て非なる存在なのだから．EBM をランダム化比較試験のことだと勘違いしている輩も同様だ．

　各領域だけのタコツボ的な知識では，その領域すらきちんと理解できない時代である．EBM という横糸がそこには必要となる．自らそのノウハウを習得するか，あるいは名郷先生のような（EBM の）スペシャリストと協働するかのどちらかしか選択肢はない．が，日本の専門家集団はそのどちらも達成し損なっているように思う．

　いずれにしても，IT 技術とインフラの発達のおかげで，いろいろな領域でジェネラリストとスペシャリストの距離は短くなってきている．特に意識しなくても，世にジェネシャリスト的な存在は自然発生的に増えてきているのだ．そういえば，名郷先生も家庭医というジェネラリストかつ EBM のスペシャリストである．ジェネシャリストは現前するのだ．本質的に．その存在が，形式的になんという名で呼ばれようとも．

❖

　アメリカの内科系専門医（スペシャリスト）は一般内科の研修を終え，内科専門医資格を持たなければ，専門領域の専門医資格を獲得できない．表面的にはジェネラリストっぽく見えるが，現実にはスペシャリストはスペシャリストの業務に専従して，一般内科のコンテンツには手を出さないし，忘れてしまう．アメリカは良くも悪くも分業制なので，他人にできることは自分ではやらないことが多いし，この傾向は近年のホスピタリストの普及でさらに先鋭化している．感染症屋は「かぜ」すら診ないなんてことも多く，自分の診ている HIV/AIDS 患者の脂質異常症などは全部プライマリ・ケア医

に丸投げしていて,「なんだかなあ」とぼくは思ったものだ.

　しかし,ITの進歩により,自分の専門領域のアップデートを重ねながら,プライマリ・ケアのアップデートを重ねていくことはもはや不可能ではない.上述の名郷先生はじめ,『トップジャーナルから学ぶ総合診療アップデート—西伊豆特講』(シービーアール)を上梓された整形外科医の仲田和正先生(西伊豆病院)など,ロールモデルは多い.ぼく自身も,そうありたいと鋭意修行中である.ジェネシャリストは空想の産物ではなく,現前する存在なのである.

◆参考文献
1) 日本感染症学会提言「抗インフルエンザ薬の使用適応について(改訂版)」

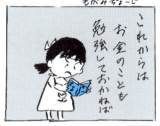
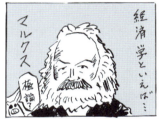
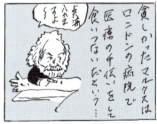
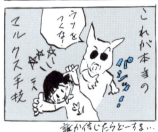

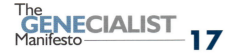

ジェネシャリストと人的効率

　プライマリ・ケアに長けたジェネラリストがいたほうが，人的効率は良くなる——．それは，かつて言われたように「ゲートキーパー」として機能するからではない．ゲートキーパーという概念は，専門医にかかる前の「露払い」的な役割をプライマリ・ケア医に持たせようというものである．これによって専門医を受診する患者が減り，医療費は減るだろう，といった目算を言う．

※

　しかし，プライマリ・ケア医/ゲートキーパー論はうまくいかなかった．コンサルテーション文化が強く，医療訴訟恐怖が強いアメリカでは，プライマリ・ケア医は容易に専門医にコンサルトしてしまうのである（詳しくは，拙著『悪魔の味方——米国医療の現場から』〔克誠堂出版〕を参照されたい）．プライマリ・ケア医は「ゲートキーパー」として機能しなかったし，紹介業務などの書類仕事が増え，むしろプライマリ・ケア医の業務を圧迫する結果にすらなった．アメリカではプライマリ・ケアの人気は落ちているが，その原因の一つに「ペーパーワークの増加」があるという[1]．

　確かに，日本でも特定機能病院を受診する場合はかかりつけ医の紹介状を必要とするなど，「ゲートキーパー」としての役割を，プライマリ・ケア医に求めるやり方がやんわりと採られている．ただ，実際には，初診料を払えば（例えば）神戸大病院を受診できるし，ぼくの外来にもそのように紹介状なしでやってくる患者も少なくない．このへん，アメリカほどルールはガチガチではないのだ．

❖

　まあ，ゲートキーパーといっても程度問題である．いくらプライマリ・ケア医が「なんでも診る」からといって，虫歯になったときも歯医者に行かずに，「まずはかかりつけ医にかかってから」はナンセンスであろう．もちろん，「虫歯だと思っていたら，実は心筋梗塞だった」という事例もあるだろうけど，これは"極論的例外"というもので，例外事項のために物事を過度に一般化するのは愚かなことだ．

　では，転んで骨折したときはどうか．この場合もまずはかかりつけ医に，というよりは，すぐに救急病院か整形外科医にかかったほうが効率的だと思う．もちろん，プライマリ・ケア医のなかには骨折を整復し，ギプスを巻くことができる人もいる．ぼくも北京の国際診療所に勤務していたときはギプスを巻いていた．外国とか，へき地の診療所のような特殊なセッティングであればそういうことは必要だと思うが，ある程度大きな都市であれば，「まずはかかりつけ医」は非効率だ．眼科疾患，皮膚科疾患，耳鼻科疾患，産婦人科疾患などについても同様であろう．

　昔，うちの親戚は「やっぱり医療は大学病院じゃなきゃ」と風邪をひいても近所の大学病院に通院していた．これはさすがにやりすぎで，大学病院は患者で溢れかえってしまう．第一，大学病院の医者はたいてい風邪とかの診療は苦手だし．しかし，かかりつけ医をガチンガチンのゲートキーパーに仕立て上げると，これはこれで問題であり，かかりつけ医には「紹介状を書くだけ」の患者が増えてしまう．

❖

　プライマリ・ケア医の人的効率は，ゲートキーパーとしてのそれではなく，複数の問題を抱える患者に対して「まとめて面倒を見る」ことができるからだとぼくは思う．

　例えば，アトピー性皮膚炎，アレルギー性鼻炎，アレルギー性結膜炎，ぜん息の患者を，皮膚科医，耳鼻科医，眼科医，呼吸器内科医で分担して診療

すると，それは無駄が多くなるし，薬が重なったりしてリスクすらある．この場合，プライマリ・ケア医が一手に患者を引き受け，まとめて治療してしまえば治療はよりうまくいきやすくなり，患者もあちこち別々に通院しなくてよいから楽であろう．高血圧，糖尿病，それに伴う慢性腎臓病（CKD）を持っていて，おまけに喫煙者といった患者においてもやはり同様で，個別に専門医にかかるよりは，プライマリ・ケア医が包括的に診療したほうがうまくいく可能性が高い．

　しかしながら，アトピー性皮膚炎，アレルギー性鼻炎，アレルギー性結膜炎，ぜん息の患者で，仮にアトピーが重篤な場合はどうだろう．プライマリ・ケア医では手に負えないような専門的治療を患者が必要とする可能性だってある．

　この場合，プライマリ・ケア医は皮膚科医やアレルギー専門医に紹介して患者を診てもらうわけだが，もしこの皮膚科医にプライマリ・ケアの能力があったら，すなわち「ジェネシャリスト」であれば，話は楽である．重篤な皮膚炎のみならず，鼻炎も結膜炎も，ぜん息も一緒に診てもらえるのだから．

　こうした疾患は皆，慢性疾患なので，長期にわたるフォローが必要になる．そういう意味でも，専門医がプライマリ・ケアも合わせて行い，アレルギー全般，そして患者全般も長きにわたって継続診療してもらえばよいのだ．

　このような「ジェネシャリスト」をぼくは何人か知っている．重篤なぜん息持ちの患者は，プライマリ・ケア医と専門医を行ったり来たりするより，呼吸器専門医をかかりつけ医にもって，かつ彼・彼女がプライマリ・ケア"も"提供したほうが，効率が良い．医療のアウトカム（それが何であれ）も良さそうである．膠原病（結合組織病）患者しかり，エイズ患者しかり，ALS患者しかり，である．慢性の難治性の疾患を持つ患者の治療においては，専門医かつジェネラリストという，「ジェネシャリスト」がもっともふさわしい存在なのである．

✧

　大学病院にはたくさんの患者が送られてくる．特定の疾患を治療し，ある

程度患者が安定したとき,「地域連携」といって, かかりつけ医に患者をお戻ししようと思う.

しかし, それが案外うまくいかない. 理由はさまざまだが,（たとえ安定期であっても）その疾患の専門性からして診ることができない, と言われるのである. 例えば, エイズ患者を引き受けてくれるプライマリ・ケア医は稀有な存在である. 安定期のエイズは糖尿病のマネジメントとかなり似ているにもかかわらず, である.

しかし, 感染症をきちんと勉強したプライマリ・ケア医であれば, 安定しているエイズ患者の診療には全く苦痛を覚えないはずだ. 通常の医療を継続しつつ, 抗ウイルス薬などのエイズ診療も継続可能であろう. こうしてエイズは「普通の病気」に転じていくことができる. 一種のノーマライゼーションだ.

人的効率などというと金, 資本主義というダーティーなイメージが強いが, そうとは限らない. 患者にとっての快適レベルが最適になる, という意味でも効率は重要なのである. 日本の少ない医療リソースを最大化する, という意味でもそうなのである.

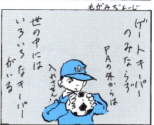
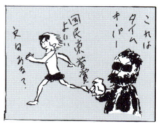
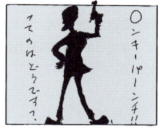
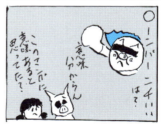

◆参考文献
1) Where Have All the Primary Care Doctors Gone? The New York Times. Well. http://well.blogs.nytimes.com/2012/12/20/where-have-all-the-primary-care-doctors-gone/

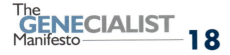

ジェネシャリストと地域医療，そして大学病院

　地域医療が窮迫しているとよく言われる．兵庫県も大きな県で，医療リソースが不足している地域が多い．2013年に出された兵庫県地域医療再生計画でも，神経内科医や産婦人科医，小児科医などが地域で不足している実態が報告されている[1]．

　こういう話になると，すぐに「あれは医師の初期研修の必修化が遠因だ．労働力としての研修医を確保できなくなった大学病院が地方から医師を引き揚げさせ，そのために地域医療が崩壊した」という人がいる．そういう側面が皆無だとは言わない．しかし，そういう側面だけでもない，とぼくは考えている．

✣

　第一に，大学病院からの派遣医は地域医療に向いていない医師が多い．特定の領域に特化した専門医が多いからだ．兵庫県のいろいろな病院を訪問すると，この「特定のことしかできない大学の派遣医」の弊害をよく聞く．

　特定臓器の特殊な病気の手術しかできない専門性の高い外科医が，地域でその能力を発揮できる機会は少ない．その医師は「医師1」としてカウントされるが，実働する機会はほとんどない．飼い殺し状態であり，給料泥棒ですらある．初期研修医は地域医療実習に赴くが，こういう大学チックなスーパー専門医が指導教官に当たったりすると最悪である．「おれは地域医療のことなんか知らん」と言って自分の専門領域のレポートを書かせたり，ひどい場合は実験の手伝いをさせたりしている事例もあった．

　スーパー専門医でも「おれは自分の専門領域以外はできない」と自覚して

いるぶんにはまだ罪が軽い．自分の知らない領域に「まあ，なんとかなるだろ」とやっつけ仕事で手を出し始めると，これは相当イタい．そうやって「なんとなく」抗菌薬の使い方とかを我流で覚えた医師をイヤというほど知っている．経験値だけはあるから，「自分は地方でもまれて感染症にも強くなった」なんて変な自信がついているから，始末に負えない．

　要するに，地域医療を語るときは，医療圏当たりの医師数をカウントしているだけではダメなのだ．それはその地域の人々に対する冒涜である．要は，その「1人の医者」がどんな医者か，が大事なのだ．

❖

　そもそも，大学病院にはまだまだ初期研修医が多すぎる．よく厚労省が初期研修マッチングの結果で「大学病院とそれ以外，どっちが多かった」という不毛なデータを出しているが，そもそも病院数が絶対的に違うのである．大学病院といってもいろいろあるが，特に都市部の大学病院は研修医を採用しすぎである．病院規模が大学病院と同じくらいの亀田総合病院ですら年間採用数は22人である[2]．顔も名前も覚えられないくらい大量の研修医を雇っても，質の高い研修は提供できない．教育なんてどうでもよく，「労働力」として，「将来入局する医局員の青田買い対象」として扱っているからこうなるのである．大学病院は自分たちが適切な教育を提供できないほどの大量の初期研修医を採用すべきではない．

　大学病院で初期研修医を囲い込まず，かつ労務を適切にするには，やはり個々の医師の診療能力の適切化が大切である．以上は第5章でも述べた通りである．

❖

　大学病院の医師の多くは専門性が狭すぎる．狭いのはまあよいとして，自分の専門領域以外の診療能力が低すぎる．だから，当直ができない，救急外来が担当できない，と自分の専門外の領域に応用が利かない．内科医でも胸痛のワークアップ，腹痛のワークアップといった単純なことができない．な

ので，エコーとCTとか無駄な検査を乱れ打ちするようになる．どうしてよいのか，わからないからだ．こうやって検査技師たちは乱用され，診療時間は長くなり，医者たちはどんどん疲弊していくのである（大学によって例外はあると思う．特に地方の大学病院は一般病院と構造的に変わりないところもあるし．なので，ここではあくまでティピカルで大学病院チックな大学病院と思っていただきたい）．

　もし，大学病院の医師全てがジェネシャリストとなり，コモンな患者の訴えに対する基本的な対応法を熟知していれば，無駄な検査は減り，診療のスピードはアップし，なにより診療の質は高まるであろう．そうすれば，今と同じ人的リソースで，より効率的な診療が提供できるはずである．

　大学病院の労務の難しさは複雑で，「あれを解決すれば，全て解決する」といった特効薬的な方策は存在しない．だから，たくさんの方策をしらみつぶしに行って，少しずつ労務環境を改善していくよりほかない．「大学病院医師のジェネシャリスト化」もその方策のひとつである．病院内の医師数だけではなく，個々の医師の診療能力を上げること，診療の幅を広げることで，診療効率は上がり，看護師，検査技師，薬剤師，事務方など全てのコメディカルの無駄な労務も減少するとぼくは思う（なくなりはしないけど）．

　そういうジェネシャリスト集団の大学病院医師が地域に派遣されれば，単に1人の専門医が地域に派遣されるのとは全く異なる影響を現場に与えるであろう．多様な訴えを持ち，コモンな病気を持つ患者を1人の医者が広く診ることができれば，診療効率はかなり上がる．人口当たりの医師数は同じでも，アウトカムは変わってくるはずだ．

　小児科医が小児を診るスキルは，非小児科医が小児を診るスキルよりも高い．当たり前だ．しかし，病院にやってくる小児の大多数はコモンな問題を抱えており，非小児科医であっても訓練を得ていれば対応できることが多い．

　小児科医がいなくてもよい，と言っているのではない．いざというときは

やはり専門性の高い小児科医が頼りになる．しかし，小児科医以外の医師が小児をたくさん診てくれることは，結局はその小児科医たちの負担を減らし，その専門性を発揮すべき難しい問題に時間と意識を集中させることを可能にする．ジェネラリストの存在は，スペシャリストを助けるのだ．そのスペシャリストがやはりジェネラリストであれば，同じように他の専門医たちを助けることだって可能であろう．

　かくして，ラグビーのスローガンよろしく，「One for all, all for one」となって，個人が全体（医療環境）を助け，その医療環境に個人が助けられるのである．

◆参考文献
1) 兵庫県地域医療再生計画（平成 24 年度補正予算）．
2) 厚生労働省. 2014 年度研修プログラム別マッチング結果（2014/10/23 現在）．

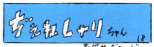
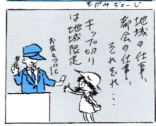
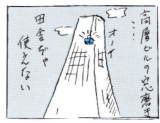
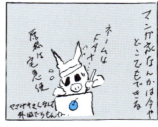
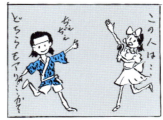

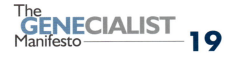

ジェネシャリストの育成は，学生のときから始まっている

　医学生や初期研修医が神戸大病院感染症内科をローテートする．そのほとんどが感染症専門医になることをめざしておらず，感染症で食っていこうとは思っていない．

　ぼくはそのような学生，研修医を大歓迎する．5年生の場合，ローテートの期間はたった1週間だ．6年生では2週間．研修医だと1〜2か月のローテーションが典型的である．

　短すぎるとは思う．伝統的に，大学病院のベッドサイド・ラーニング（BSL）は，「実習」ではなく「見学」にとどまってしまう傾向にある．そして，医局側はこれを学生の教育の場というよりも"リクルートの場"として考えがちだ．本来であれば6週間くらい長期にローテートさせて，学生が医者になったときに「使える」ようしつけるべきなのだが，そうするとローテートしない診療科が生じてしまう．「うちの科に人が来なくなる」と危惧する人が現れ，かくして学生の教育内容はほったらかしで，1週間の見学ツアーの連打が継続されるのである．誠に愚かしいことである．

❖

　しかし，たとえ1週間であっても決して全くの無駄とは言えない．どんなに短期間の教育だって有効に働くことは可能なのだ．1日の見学であっても，1回のレクチャーですら，その学生の生涯に決定的なインパクト，教育効果を与えることがある．だから「1週間じゃ，何も教えられない」なんて嘆く暇があるのなら，「1週間でどこまで教えることができるだろう」と考え，工夫すべきなのであろう．

5年生には何を目標にすべきだろうか．6年生になってから感染症内科を回らない学生も多い．感染症に興味がなければ，なおさらだ．そういう学生が卒業し，初期研修を終え，各科の専門家に育っていく．日本の多くの初期研修病院では，まだ「きちんとした」感染症診療教育は行われていない（「きちんとした」感染症診療も当然行われていない）．ということは，この5年生たちは今後，オーセンティックな感染症の教育を受ける機会が一生ないのかもしれない．しかし，どんな診療科を専門にしても感染症が皆無な診療科は存在しない．外科系，内科系，メジャー，マイナー，病院，外来，在宅診療，放射線科や病理診断科に至るまで，全て感染症が絡むのは間違いない．医者になるなら，感染症を知らなければいけないのだ．

❖

　というわけで，感染症内科を回る5年生の1週間は，「今後，オーセンティックな感染症教育を一生受けないけど，（たとえ嫌々であっても）感染症を診なくちゃいけない医者になる人たちのための1週間」となる．なので，下記の4つが教育目標になる．
  （1）絶対に踏んではいけない地雷（それをやると患者は困るよ，場合によっては死ぬよ）
  （2）考え方の基本（「なぜ，抗菌薬を使うのか」みたいな）
  （3）自分で勉強する方法
  （4）1週間ばかり感染症を勉強したくらいでは，この業界についてマスターでき，感染症診療ができるようになるなんてことは「絶対に」あり得ない．ましてや，その1週間すらなかった多くの指導医たちについては，なおさらだ……という厳然たる事実を体感させること

　これだけなら1週間でも十分に教えることができる．ぼくらの目標は「日本の感染症診療の質の向上」であり，「医局の繁栄」ではない．したがって，感染症専門医になりたくない人ほど，感染症なんて嫌いだと言う人ほど，懇切丁寧に教える．別に嫌いでもいいけど，まともなことはしてくれ，ってこ

とだ.

　しかし，非常に残念なことに，多くの指導医は「うちの科に来ない学生は教える気になれない」とか「教えたくない」と言う．確かに，露骨にやる気のなさを顔に出す学生に教えるのは嫌なものだ．ただ，少なくとも真面目に勉強しに来た学生に対してまで，「うちに来ない」という理由で教育を割引したり，放棄したりするのだけはやめてほしい．それは教育倫理にもとる卑劣な態度であり，そういう態度の医師は教育者をやめたほうがよい．患者を嫌々診る医者が，診療を続けるべきでないのと同じように.

❖

　さて，学生たちにも言っておく．**BSLでは，自分が専門としないであろう診療科を回るときこそ，一所懸命に勉強しなさい**．もう腰を据えてその領域を勉強する機会は一生ないかもしれないぞ．医者になってから「勉強しなきゃ」と思っても，そのころには自分の専門領域のスキルアップに忙しく，とても他領域まで勉強する余裕がないかもしれないのだ．

　食事・栄養を必要としない患者はいない．メンタルヘルスを必要としない患者もいない．心臓や腎臓のない患者もいない．だから，NSTの専門家にならなくても，精神科医にならなくても，循環器内科医や腎臓内科医にならなくても，皆さんの患者にはそういう属性が付いてまわる．そういう多様な問題を，医師は無視することはできないのである．

　そこで，われわれが取り得る選択肢は3つしかない．

　1つめは，アウトソーシング，他の専門家に丸投げである．これは楽といえば楽だが，電話したりとか依頼状を書いたりとか，結構面倒くさい．方針が噛み合わないときの議論だって面倒くさい．

　2つめはやっつけ仕事．不勉強でもいいや，と適当にやるのである．昔はこれでも割とダマせたけど，今はこういう危なっかしいプラクティスをやっていると命取りになりますよ．ぼくのところにも，「やっつけ仕事」の結果たる医療訴訟の相談が来ます．この選択肢は回避しておいたほうが患者のためで，皆さんのためです．

3つめは，自分で勉強すること．これが一番の正攻法だし，勉強して専門知識が増えていくのは楽しいものだ．とはいえ，完全に独学は危険である．やはり基本的な考え方や，踏んではいけない地雷は，その領域のプロに教えてもらうのがよい．
　どの選択肢を選ぶべきかは明白ではないだろうか．

❖

　というわけで，繰り返す．BSLでは「自分が専門としないであろう診療科」こそ，一所懸命に勉強すべきだ．これが生涯最後の教育機会だと思って，必死になって勉強すべきだ．もちろん，1週間やそこらの付け焼き刃な勉強でその領域をマスターできるわけはない．しかし，その領域の深度はつかみ取れるはずだ．決してないがしろにしたり，やっつけ仕事にしたりしてはいけないという自覚だけは得られるはずだ．いざというときにプロに相談すべきタイミングも，ある程度は覚えることが可能かもしれない．
　学生のときからのこうした態度こそが，長期的にはジェネシャリストとなる萌芽となるのである．

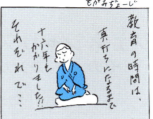
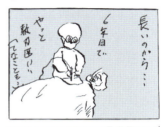
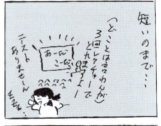
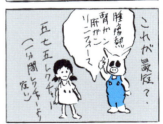

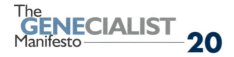

ジェネシャリストとコンサルテーション
──その1　コンサルターとして

　医学知識が爆発的に増大し，自分一人で完結するスタンドアローンな医療が，少なくとも高い質を担保したままでは非現実的になった現代，チーム医療は理念ではなく必然である．

　チームの萌芽はコミュニケーションから始まる．コミュニケーションは他者と行われる．他者は自分ならざる存在であり，自分にないアセット（資源とか価値）を持っている．持っていなければ相談する意味がない．これを形式化したのがコンサルテーションである．

　ジェネラリストがジェネラリストにコンサルテーションを行うのは一般的ではない．もちろん，ジェネラリスト同士の相談はあるだろうが，それを「コンサルテーション」と呼ぶことはまずない．「コンサルテーション」には専門領域のラテラリティが必要とされるからだ．コンサルタントとしてジェネラリストが機能しているとき，その人物はすでに（なんと形式的に呼ばれようと）ジェネシャリストである．

　コンサルテーションにはスキルが必要である．ただ，電話して相談すれば良いというものではない．そのことを痛感させられるのは，深夜の救急外来を担当する初期研修医である．

　ぼくは沖縄県立中部病院でそれを体験した．その1年間で1200人以上の患者をファーストタッチで診た．診た症例全てを手帳に記録していたので，その数字は覚えている（手帳そのものはどこかに紛失してしまったけれど）．

当然，救急患者全員を 1 年目の医者がマネージできるわけもなく，上級医に相談となる．それはしばしば他科へのコンサルテーションへとつながっていく．救急外来という鍛錬の場は，他科へのコンサルテーションという鍛錬の場でもあった．

　「どうしてこんなになるまで俺を呼ばなかったんだ！」という怒号が聞こえる．初期研修医の多くは自分の実力に見合わないプライドを持っており，それが上級医への相談を遅らせる．看護師の気が利いていると，「ちょっとあの研修医の先生アブナイから，上の先生を呼んでおこうか」なんて予防線を張っていてくれるけれど．かといって，羹に懲りて膾を吹くと，「どうしてこんなことで俺を呼ぶんだ！」と怒られてダブルバインド状態である．

　「それって俺の科じゃない！」というお叱りもしばしば受けた．なお，これはたらい回しなのではない．沖縄県立中部病院に限定すると，他院でありがちな「患者を診たくない」医者は稀有である．単にこちらがヘタレだったのである．てっきり腸閉塞だと思っていたら，巨大な尿閉だった統合失調症患者．てっきり多発外傷だと思っていたら，横紋筋融解症で痛みに悶えていた患者．こうやって不適切な理由で，不適切なタイミングで，不適切な相談がなされ，たくさんのお叱りを夜中に受けることとなる．

　しかし，あのころに叱られた記憶，そのエラーの記憶とともに，何年経っても消えないなあ．おかげで「同じ失敗」はせずに済んでいる．若いころはたくさん叱られたほうがいいと，ぼくは今でも"ダイナソーな"考えを持っている．叱られずに放置されるほうがずっと研修医には残酷な話である．

✜

　さて，コンサルテーションは適切なときに，適切な相手に，適切な方法で行われるのが望ましい．くたびれた中年医者になると，不適切なコンサルテーションであっても誰も指摘してくれなくなる．叱ってくれるのは初期研修医の時くらいなのである．陰で「あいつ，この前ね」と囁かれているだけなのである．これも残酷な話である．

　くたびれた中年医者になっても適切なコンサルテーションをし続けること

は可能か.「こうすればよい」というシンプルな解答はないと思うが, いくつかのヒントはある. その一つがジェネシャリストにある.

　時に, 医者は質問に答えるのは得意である. 小学生のときから質問されまくっているから. 今でも質問されまくっているから. 患者に, ナースに, メディアに, さまざまな質問を受け, われわれはそれに (できるだけ適切に) 回答する. しかし, 逆に医者はほとんど「適切な質問をする訓練」を受けていない. **Evidence-Based Medicine (EBM) の5つのステップの最初は「問題の定式化」**だが, これは「有効な質問を発する」にほぼ等しい. 日本の医者はこれがとても苦手だとぼくは思っていて, それが日本で EBM の実践を難しくしている最大の原因とも思っている. 有効なコンサルテーションも「上手に質問すること」とほぼ同義だから, 問題の根っこは同じなのである.

　しかし, ジェネシャリストであれば有効なコンサルテーションはさほど難しくはない.「自分が問われたいような形で質問」し,「自分がされたくないような相談」は回避すればよいのである. 質問を受けるのは得意なのだから,「質問を受ける立場」から入り, そこから逆算して質問をする立場を推し量るのである. これなら質問の苦手な医者でも, それほど難しい作業ではないはずだ.

❖

　救急外来でなくたってコンサルテーションは必要で, ぼくは今でもしばしば他科に相談する. そのとき「自分が同様の相談をされた場合」を基準とする. 相談は診断に関する相談, 治療に関する相談, 手技などの依頼, 場合によっては「転科・転院」ということもあろうが, 全てそれが適切かは一回,「自分目線」で自らを逆向きに見てみることから, ある程度可能である.

　そして, これはやってみればすぐに体得するが, 質問をすることは学ぶこととほぼ同義である. 他科のドクターと対話を重ねることほど勉強になることはない. 同質な集団 (学会や医局もね) で固まってしまうことが学びを阻害する最大の原因なのである.

　もちろん,「自分を基準」なんてカッコイイこと言っていても, それはあ

くまでコンサルタントとして適切に振る舞っている場合に限り，である．では，適切なコンサルタント足る振る舞いとは，どういう振る舞いか．それは次章で検討される．

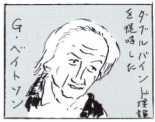
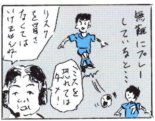
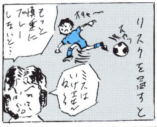
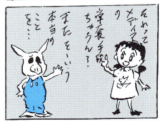

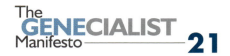

ジェネシャリストとコンサルテーション
──その2　コンサルタントとして

　適切なコンサルターでいるためには，適切なコンサルタントとなり，そこから逆算して相談するのがよいと前章で述べた．ジェネシャリストは適切なコンサルター，かつコンサルタントでなければいけないのだ．では，適切なコンサルタントとはどのような存在だろうか．

✣

　実はこれも同じ話なのである．**ジェネシャリストであることが，適切なコンサルタントとなる一番の早道なのである**．残念なことに，不適切なコンサルタントは多い．不適切なコンサルタントとはどういうコンサルタントかというと，端的に言うならば「イヤミな奴」のことである．この話は耳の痛い話で，自分自身がそうだったこともあるからビビッドに思い出せる．あぁ，耳が痛い．

　イヤミなコンサルタントとは，自分の専門知識や技術を使ってコンサルターとのラテラリティを際立たせるようなコンサルタントということである．有り体に言うと，「どっちが上の立場か，はっきりさせたい」タイプのことである．この「どっちが上の立場か，はっきりさせたい」人というのはとても多い．外国でも珍しくないが，特に立場や体面を気にする日本で多く，特に特に立場や体面を気にする医療界（厚労官僚含め）で多い．あぁ，イヤダイヤダ．

　「なんでお前ごときが俺様を呼ぶの？」「俺様を呼んでおいて，基本的なワークアップすらしてないの？　俺様を呼ぶときは○○と△△の用意をしとくくらい常識」「病室に行ってみたら，患者がいないじゃんか！」

まあ，ここまで露骨に言う人は最近は少なくなったが，「顔にそう書いてある」医者はわりと多い．

※

　ときに，上記コメント中にもある「常識」がクセモノである．
　常識は，ある業界のある「タコツボ」の中でだけ通用する常識でしかなかったりする．こちらの常識があちらの非常識，あるいは了解外の難問だったりすることはままあることだ．
　スペシャリストのエゴとかリサーチマインドが，この問題をややこしくすることもある．「臨床的には」不要なデータなんだけど，「とりあえず見ておきたい」という探究心である．それはスペシャリストの内的鍛錬にはいいのかもしれないけれど（いや，やっぱりいけないことが多いな．少なくとも患者の了解なしにやるのはよくない），他領域の医者に要求してはいけないエゴイスティックな要求だ．
　自分がコンサルタントとして要求する内容が本来の意味での「常識」に属することなのか，それともタコツボ内の常識にすぎないのか．この判断基準もジェネラリストにとってはさほど困難なものではない．自分がジェネラリストとして，それを「常識」と感じ取るかどうかを基準とすればよいからだ．
　「胸痛患者に心電図」はジェネラリストにとっても「常識」であろう．「不明熱の患者に血液培養」も「常識」だ（常識ですよ）．しかし，「血液培養陰性の不明熱患者にWhipple病のワークアップ」は常識の枠外にあろう．それはコンサルターに要求するものではなく，コンサルタントがオファーすべきものだ．
　ジェネラリスト足るコンサルタントは，自分がコンサルターとして「してほしくないこと」を基準に，自らの振る舞いを規定することができる．居丈高な態度，「どっちが上か」の執拗なヘゲモニーの強調，いい加減な回答，いい加減な態度，患者を診てくれない（カルテしか見ない），転科をかたくなに拒む，患者に余計な説明をして不安を煽る，主治医の意に反する，患者

の意に反する……皆，自分がコンサルターとして，コンサルタントに「やられたくない」ことである．

❖

　日本人は質の高いサービス・マインドを持っており，サービス業の質は圧倒的に世界一だ．しかし，質の高いサービスは質の低い客の態度と"裏表"の関係にある．日本の客くらい横柄な客は，世界的には稀有なのである．要するに日本の客は過度に甘やかされているのであり，その甘えを売ったり買ったりしているのだ．

　日本でも，お金を払っていても横柄な態度が返ってくることが許容されている領域もある．例えば，習い事だ．師匠は月謝をもらい，弟子に厳しく接する．弟子はそれを容認し，ときに期待すらする．

　日本人は立場を大事にする．たぶん，大事にしすぎる．問題はだ，コンサルタントの立場とは，サービス業のそれか，それとも師弟関係のそれなのか，である．しばしば，多くのコンサルタントは後者だと勘違いしている．

　コミュニケーションとは他者と行うものである．コンサルターはコンサルタントにとって他者である．師弟関係はあくまでも内的なものであり，少なくともタコツボの中でしか発動できないものだ．コンサルタントにとって，コンサルターは「お客」である．たとえ診療報酬が発生しないとしても，そうである．

❖

　ジェネシャリストにとって，相手のコンサルターは「上下関係」を発生させる対象ではない．たまたまその領域だけ，自分がお役に立てるだけの存在である．別の事例の別の問題に対しては，コンサルターとコンサルタントの立場は逆転する．もちろん，それはヘゲモニーの逆転を意味しない．

　繰り返すが，コンサルターにとってコンサルタントとは自らと異なる「他者」である．しかし，それは得意領域が異なるというだけで，ジェネシャリストにとって他者は，やはり同じ構造を持つジェネシャリストである．「同

じでなければいけない」という同調圧力の強い平等思考は，いくぶん幼稚だし息苦しい．より成熟した姿は「違っているのに平等」なのである．違いに対する寛容は，大人の度量というわけだ．

このように，ジェネシャリストという医者の在り方は，相談するコンサルターとしても，相談されるコンサルタントとしてもとても好ましい在り方だと言える．チーム医療が「必然」となり，これまで以上にコンサルテーションが増え，また重要になっていく未来の日本医療にとって非常にフィットした存在なのではないだろうか．

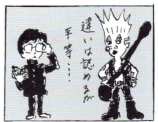
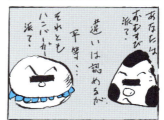
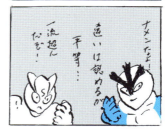
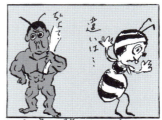

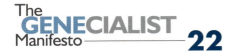

三角形の表現形は多様であってよい

　ジェネシャリストとは，横に広いジェネラリストな部分と，縦にとんがっているスペシャリストの部分，両方を併せ持つ三角形のような存在だと，第15章で説明している．

　ただし，三角形と言ったって，いろいろな三角形がある．横に平べったい三角形もあればロケットのような細長い三角形だってあるだろう．どちらが正しいということはない．いろいろあったほうがよい．にんげんだもの．みつを．

✣

　冗談はさておき，ジェネラリストのよくやる議論に，ミニマム・リクワイアメントは何か，という議論がある．たいていは「自分目線」である．

　「外傷が診れない奴がジェネラリスト語んな」「子ども診ないでジェネラリスト言うな」「在宅やらないとジェネラリストとは認めん」「妊婦も診て初めて本物のジェネラリストだ」──．この手の議論は尽ない．

　問題は，だ．こうした意見は全て言いっ放しの意見表明に過ぎず，それが学的，論理的に正しいという根拠がゼロであるということである．要するに「何をもってジェネラリストと呼ぶか」に自らの定義をぶち込んでいるだけなのである．構造主義におけるシニフィアンに相応するシニフィエが恣意的であるため，「ジェネラリスト」という名称にコレスポンドするシニフィエも人それぞれってことである．また人それぞれでよいのである．にんげんだもの．みつを．

❖

　問題は，だ．そういう言いっ放しで恣意的で全く無根拠な言説によるイデオロギー論争が尽きないことにある．根拠がないのに信じてもいいのは宗教だけである（根拠がないと信じられない，という「神を試すような行為」を信心とは呼ばない．よって宗教は厳密に無根拠でなければならない）．

　「コモンな病気を診るのがジェネラリストだ」という意見もあるが，これも「コモン」「診る」の定義が曖昧な言いっ放しである．前立腺肥大はコモンな病気と呼べようが，TURP（経尿道的前立腺切除術）はジェネラリストに要求される「診る」の範疇に入らない（普通）．なぜ入らないか．その厳密な根拠はない．なんとなくジェネラリストの営為っぽくないと多くの人に感じられる，からである．

　乳がんもコモンな病気だが，乳房触診はジェネラリストに必要な「ミニマム・リクワイアメント」であろうか．イエス，と答えた方は，では「マンモグラフィの撮影や読影は？」と問いたい．それでもイエスと答える方は，「乳房超音波やMRIは？」と問いたい．それでもそれでもイエスと答える方は，では「ハーセプチンの投与や乳がん切除術は？」とさらに問いたい．それでもイエスと答えるあなたは，立派な乳腺外科医です．

❖

　繰り返すが，このようなミニマム・リクワイアメントは何か，の議論に厳密な根拠はない．あるのは思い込みと，その思い込みを共有できる仲間たちとのコンセンサスだけである．そのコンセンサスを共有できない人に対し，村社会の仲間たちは「あいつらは本物のジェネラリストではない」とレッテルを貼る．構造的には宗教論争と全く変わりない．

　プライマリ・ケアは包括的であることをしばしば要請するが，完全に網羅的に包括的であることは不可能である．セッティングの難しさもある．都会でしか遭遇しない「コモンなプロブレム」もあれば，田舎でしか遭遇しないそれもある．離島にたった一つある診療所では画像の読影を全て自分でやる

のがプライマリ・ケア医として必要な技術かもしれないが，都会のど真ん中でそれをやれば不誠実な医療とも取られかねず，放射線科医の読影に助けられる「べき」かもしれない．

国内特有の問題もあれば，海外にしかない問題もある．エボラ出血熱はシエラレオネではコモンで深刻な問題で，ほとんど全ての医療関係者（および非医療者）が取っ組み合っている問題だが，日本でエボラ出血熱に対峙するのは先鋭的なスペシャリストであろう．これらを全て体験しようと思えば，あちこちを放浪する「永遠の研修医」状態となり，そのときにはプライマリ・ケアのもう一つの大事な要素，「継続性」を犠牲にしなければならない．

まあ，ここまで書いても食い下がってくるファンダメンタルな「ミニマム・リクワイアメントはこれだ！」論はなくならないだろう．なにしろ"宗教"なんだから．自らの正当性を信じて疑わない者を説得するツールはほとんどない．ただ，自らの正当性を疑うことがない，自己完結した人物を人は「井の中の蛙」と呼び，それは知性の放棄とほぼ同義である．前にも書いたけれど，大事なことなので繰り返し指摘しておきたい．繰り返し指摘したって原理主義者がどうこうなることは，（めったに）ないのだけれど．

「正しい」ミニマム・リクワイアメントはどこにもない．初期研修医の経験目標なんてただのムダである．あの軽薄な制度のせいで，毎年，年度末になると「統合失調症の患者はどこだ」「ムンプスの患者はどこだ」と病気探しでウロウロするケシカラン二年目研修医どもが出現する．出現させているのは初期研修の制度設計をしている輩であり，そういう輩が「医師としてのプロフェッショナリズム」とか口にするから，極めて始末に悪い．

「統合失調症をさらっと垣間見ました」みたいな経験目標の達成は，余計な達成感という幻想を与えるためにむしろ始末に悪く，「統合失調症は見たことないので自信がありません」というままに初期研修を修了する研修医のほうがずっとましだとぼくは思う．人生は短いようで長い（そして長いようで短い）．初期研修が終わってから，統合失調症の患者との邂逅をパッシブ

に待ち，そのとき謙虚に患者から学ぶ態度を養ったほうが，絶対にロングタームでは良い医師になる可能性が高い．初期研修は研修そのものが目的ではなく，良い医師になるための手段にすぎない．

❖

横の広がりも，縦の突っ込み方も「少しずつ足していく」もので，ワンセットでコンプリートな「リクワイアメント」などは幻想にすぎない．感染症屋は今日も「見たことも聞いたこともない菌」と遭遇し，勉強する．ガウディのサグラダ・ファミリアのように，われわれはちょっとずつ経験を足していくだけなのである．

ひな形なんて，どこにもない．三角形でありさえすれば，それでよい．

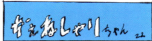
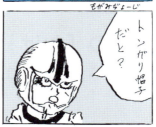
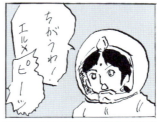
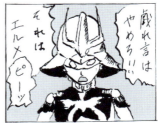
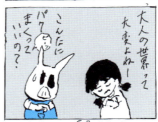

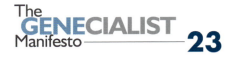

23

複数の「とげ」が飛び出る
スーパー・ジェネシャリスト

　前章では，「ジェネシャリストになるためのミニマム・リクワイアメントは存在しない．三角形でありさえすればよい」と書いた．

　実は，この言い方は間違いだ．本当は「三角形ですらなくてよい」のである．朝令暮改も甚だしい，いいかげんにしろと叱られそうだが，以下にその理由を説明するので，怒り心頭で高血圧性緊急症一歩手前になり，アダラート®舌下錠を口に持っていきそうになっている方は，しばしお待ちいただきたい．

❖

　基本は，三角形である．たいていは，三角形である．しかし，三角形でなければいけない，と自分を限定する必要はない．そういう意味である．

　世の中にはすごい人がたくさんいる．例外的なスーパードクターたちである．一時期，「神の手」とか「ドクターG」とかいうスーパードクターたちがもてはやされ，その後，振り子の揺り戻しで「神の手なんて邪魔で幻想だ」「ドクターGなんて患者が期待するから医療がうまくいかないんだ」とバッシングを受けたりもしたようだが，「スーパードクターがいる」ということと「皆がスーパードクターでなければならない」は同義ではない．みんながスーパーでなくてもよいのは当然だが，スーパードクターを否定したり罵倒したりするのは人的資源を有効活用していないということなので，誠にもったいない．まあ，やっかみ，嫉妬心がそこに隠れているケースも多々あるんだろうけど．

✤

　良い組織とは，突き抜けて優れた人が気持ちよく自分の能力をフルに発揮できるような環境と雰囲気を備えた組織である．悪い組織とは，例外的な「パフォーマンスの悪い人」のパフォーマンスを上げるためにエネルギーを使い過ぎて，優れた人の足を引っ張ってしまう組織である．

　残念ながら日本には後者の組織のほうが多いように思うし，大学病院なんてその典型，象徴であるとも思う．ごく例外的な不祥事，例えば論文データの捏造などが起きたとき，大多数の誠実な研究者たちに「私はデータ捏造をいたしません」などという誓約書を作って署名させるのは，まさに「足を引っ張る行為」にほかならない．こんな書類を作ってる暇があったら研究させろよ，と多くの優れた研究者は思っているであろう．だいたいあんな紙切れに不正の抑止効果があるとはとても考えられず，「対策を取ってますよ」という対外的なポーズ，アリバイ作りにすぎないとぼくは思う．

　スーパードクターには，一つの領域に極めて優れたタイプのスーパードクターもいる．例えば，冠動脈のバイパス手術が神のようにうまいとか（神様がどのくらいの手術の技量を持っているかは寡聞にして知らないが），診断が神のようにうまいとか（以下同文）．こういうタイプのスーパースターはしばしば（but not always），他の部分が完全に欠落しているタイプで，書類仕事がやたら苦手だったり，患者とのコミュニケーションは全然ダメだったりすることもある．まあ，極めて幅の狭い，とんがった三角形である．ジェネシャリストとは呼びにくく，三角形というよりもう一本の棒にしか見えないかもしれないが，その棒は信じられないくらい長くて，突出している．

　先に書いたようにタレントは抑圧せずに開放してあげたほうが全体にとってはよいので，ごくまれにはこういう人がいてもよい．100％がジェネシャリストになる必要もないのだ．いろいろいたほうがよい．にんげんだもの．みつを．もちろん，こういう人がゴロゴロしていたり，マジョリティーだっ

たりすると組織のパフォーマンスはガタ落ちだけど．

❖

　スーパードクターの中には，「なんでもできる」タイプのスーパードクターもいる．ジェネラルにあれもこれもできて，しかもそのできっぷりがハンパない．ぼくの知っている医師でも呼吸器のプロで，膠原病のプロで，アレルギーのプロで，感染症のプロというすごい人がいた．「専門医，持ってますよ」の話ではない．ぶっちゃけ，日本の専門医制度は（一部の領域を除き）ザルであり，複数の専門医資格を取ることなど決して「スーパー」な話ではない．感染症専門医を取るのだって，うわ，やめろ，なにをあｑｗせｄｒｆｔｇｙふじこｌｐ

　こういうスーパードクターは本当によく勉強しており，あちこちがとんがっている"ウニ"みたいな存在である．もちろん，突出していてもよいのである．にんげんだもの．もう，うんざりですか．

　「臓器専門医」という言葉がある．たいていは「臓器しか見れない」を含意する"蔑称"である．とんがっている領域は別に「臓器」に限定する必要はない．感染症なんて対象臓器を持たない，ぐにゃぐにゃした存在だ……というだけの話でもない．例えば，EBM．例えば，医療倫理．例えば，ナラティブ．こういうジェネラリストの守備範囲と思われる領域だって，教科書を書くくらいとんがって突出すれば，それは立派なスペシャリストである．そういう領域で三角形を作ってもいいし，ウニを作ってもいい．

　いずれにしても，臓器専門医は明らかに蔑称なので，当該人物を軽蔑するとき以外は使わないほうがよい．「オレはそうは思っていない」という人もいるかもしれないが，「私は差別者である」とカミングアウトする差別者はゼロである．差別を全否定する（ふりをする）のではなく，自分の差別意識に自覚的であることが，差別を克服する第一歩だ．

❖

　人生は（案外）長い．一回，三角形を作っても，いずれ別の「とげ」を伸

ばすのも楽しかろう．もともとあった「とげ」を引っ込めることもあるかもしれない．脳外科医や整形外科医がそっちの「とげ」を引っ込めてリハビリテーションを専門にする，なんていうのが典型例だ．ただし，どの専門領域も山の頂は余人には見えないほど高いので，「ついでに」「片手間に」やっても「とげ」にはならない．資格をたくさん持っている資格マニアとウニを一緒にしてはならない．そういうぼくもワインエキスパートやビジネスコーチ，ファイナンシャルプランナーとかいろいろと資格を持っているので天に唾するようなものだけど，さすがにぼくはこういうのを「とげ」とは認識していない．ウニはめったに食えないものなのだ．

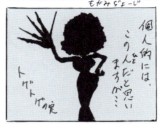

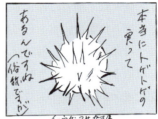

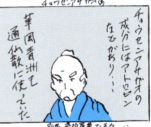

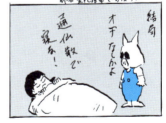

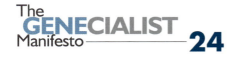

ジェネシャリスト診断学
──その 1　ジェネラルに考える

　診断とは，患者に起きている現象に対して相応する名前（コトバ）をつけてあげる作業をいう．その現象を時間で切れば「病歴」となり，空間で切れば「身体診察所見」となり，あるいは血液検査や画像検査所見となる．切り口はいろいろだが，それぞれのアプローチは病気という全体的で総合的な現象を部分的に説明したものだ．部分から全体を透かして見ることができれば，それが「診断」である．

✣

　ジェネ"ラ"リスト的に診断を考えるとき，「蹄（ひづめ）の音を聞いたら，シマウマではなく馬を探せ」と言われる．これは標語である．そこにはいくつかのメッセージが込められている．

　例えば，頻度の高い病気に遭遇する確率は，頻度の低い病気に遭遇する確率より高い，とか．それってトートロジーじゃないか，というツッコミもあるかもしれない．もちろん，トートロジーである．標語とはしばしばそういうものなのだ．

　「シマウマを考えるな」ということは，「診断仮説を百花繚乱的に精査する方向に行くな」という戒めも内包している．発熱患者全員に家族性地中海熱の遺伝子検査をしたり，頭痛患者全員に MRI を撮ったりするのは面倒くさいし，コストがかかりすぎる．

　もしかしたら，頭痛患者全員に MRI を撮るというアプローチは，学問的には興味深いアプローチなのかもしれない．例えば，ひどい頭痛と白質の強信号の関連性は，このようなポピュレーション・ベイスドなアプローチから

見いだすことができる[1]．こういう知見は，逆算的にMRI所見からの頭痛診断に寄与するかもしれない．

❖

　しかし，それは——つまり「寄与するかもしれない」ということは——，未来の患者にとっての恩恵の可能性を示している，という意味でしかない．言い換えるならば，それはリサーチ・マターなのである．そのような情報は目の前の患者には直接的には恩恵を与えない（可能性が高い）．

　目の前の患者に対する恩恵というのは，そのMRIを撮った場合と撮らない場合において，診療方針が大きく変わる場合において"のみ"に現れる恩恵だ．しかし，頭痛の治療は，MRI所見とは関係なく行われる．病気という現象の把握に「MRI所見」という新たな側面が加わっただけで，現象そのものの把握が変じたわけではない．

　患者に関する情報を何でもかんでも手に入れようとするアカデミックなアプローチは"将来の"医学の発展に寄与する可能性がある（寄与しない可能性もある）．しかし，そのアプローチが目の前の患者の恩恵に直接的に寄与しないのであれば，MRIという検査の原資を患者のポケットや医療保険から捻出させるのは倫理的に間違っている．

　医者の知的好奇心が悪いというのではない．ただ，そのような知的好奇心，学問的満足を患者から得るのであれば，「私はあなたの病気を使って私の知的好奇心を満たしたい．ひょっとしたらそれは将来の患者の役にも立つかもしれない（立たないかもしれない）」旨を当該患者に表明し，MRIという検査の費用は自らのポケットマネーか，その他の妥当な研究費から捻出するのが筋であろう．患者に了解も取らず，あまつさえカネまで払わせて自分（医者）の知的好奇心を満たすのは，はっきり言って詐欺行為である．

　もちろん，そのような百花繚乱的な精査から恩恵を受ける患者だっているだろう．「まぐれ」というやつだ．たまたま偶然，（発症初期の）家族性地中海熱が診断される可能性だってある．たまたま偶然，脳腫瘍が見つかる可能性だってある．ただし，そのような幸運に恵まれる可能性は極めて低く，ほ

とんどの検査結果は空振りになる．

✥

　問題は，相次ぐ空振りがもたらす医者への心理的な悪影響である．ルーチンの検査が増えていくと，それらの結果を全て真剣にチェックし続けることはメンタル的に困難になる．空振りが増えればなおさらだ．ボクシングでも相手に当たるパンチよりも空振りのほうが疲れるのだ（だそうです）．神戸市立医療センター中央市民病院では，数年間で3万件以上の胸部X線写真がオーダーされていたが，そのうち500件近くは読影されていなかった．その中に「X線を見るのを忘れていたために」見逃されていた肺がん患者もいた[2]．

　プライマリ・ケアにおける診断アプローチの要諦は，「初日で全勝する必要はない」である．発熱初日に家族性地中海熱を診断する必要はない．頭痛初日に脳腫瘍を診断する必要もない．そんなことに拘泥しているとより大きな失敗が待っているのだ．

　最近のサッカーでは，前線からの守備が大事というが，前線で全てのボールを奪い取ろうとすれば，ヘトヘトになったフォワードはシュートを打つこともままならなくなってしまうだろう．「前線からの守備が有効なときだけ，前線からの守備をする」のが正しい態度だ（だから，メッシを「走らない選手」と非難するのは間違っている．メッシは動くべきとき"だけ"動けばよいのだから）．

✥

　後医は名医である．言い換えれば，前医は名医ではない．それは必然的に，戦略的にそうあるべきなのだ．**前医に必要なのは戦略的にシマウマを捨象し，戦略的に見逃す態度である．**フォワードが"わざと"ボールを追っかけない場面があるように，「後医は名医」は現象を観察した表層的な文句ではなく，戦略的な覚悟の表明なのだ．

　そして，「前医は名医ではない」＝フォワードが全てのボールを追っかけ

ない戦略には，ちゃんとバックアップという担保が付いている．それが「後医」である．その話は，次回する．

◆参考文献
1) Kurth T, et al. Headache, migraine, and structural brain lesions and function: population based Epidemiology of Vascular Ageing-MRI study. BMJ. 2011; 342: c7357. doi: 10.1136/bmj.c7357.
2) 北陸中日新聞 2014 年 5 月 1 日. 中日新聞ウェブサイト.

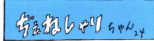
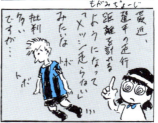
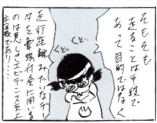
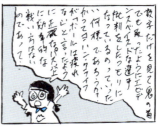
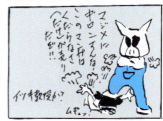

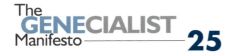

ジェネシャリスト診断学
──その2 スペシャルに考える

　医者にとって極めて重要な把握観念は,「時間の観念」である.時間の観念把握に優れた医者は診断戦略に優れており,時間の観念に鈍感な医者は有効で戦略的な診療ができない.この話は『構造と診断―ゼロからの診断学』(医学書院)にまとめた.

　悲しいかな,多くの医者は時間の観念に鈍感である.その話は『1秒もムダに生きない―時間の上手な使い方』(光文社)で詳説した.

　宣伝ばかりしていても埒(らち)が明かないので,本題に入る.ジェネラリストの多くは「前医」である.「後医は名医」=「前医は名医ではない」のは,結果としてそうなっているのではない.そうあるべきだから,そうなのだ.フォワードが全てのボールをカットしたりしないよう,前線では「ほどほど,見逃す」くらいがちょうどよい.そう前章で述べた.

　そのようなプラクティスの正当性を担保しているのが,時間性である.前医・後医という言葉の使い方がすでに「前後」という時間性を内包している.

❖

　多くの疾患は即座の診断を必須としない.どんな慢性疾患にも必ずオンセットというものがあり,全ての慢性疾患も最初は急性疾患(発症からの時間が短い)なのだが,オンセット直後に慢性疾患を診断することは極めて困難で,そしてその必要はない.最初は風邪だと思っていたのに,実はリンパ腫だった.最初は肩こりだと思っていたのに,実は関節リウマチだった.最初は単なる疲労だと思っていたのに,実は筋萎縮性側索硬化症(ALS)だった──.この「最初」の時点で,こうした疾患全てを想起し,また精査しな

くても，後からゆっくり診断すればよいのである．もちろん，ゆっくり過ぎるのも問題で，いたずらに患者を長らく苦しめる必要もないから，ここでも「時間性」は重要なのだが．

　悪性疾患のオンセットは患者本人にも感じ取れない．もっと言えば，多くのがん細胞は自分の免疫細胞で処理されているだろうから，多くの「オンセット」は「オフセット」になってチャラにされてしまう．そのようなオフセットにされる事象を「がんだ！」と見つける術があったとして（ないけど），それは無意味な作業である．がんの早期診断＝スクリーニングが必ずしも有効な手段とは言い切れないために，今も前立腺がんや乳がんの検診問題はもめにもめているわけだ．

　もちろん，最前線で見逃せない疾患もある．"超急性疾患"で，ここで拾い上げておかねば患者の命にかかわる，という場合だ．心筋梗塞然り，くも膜下出血然り，大動脈解離然り，細菌性髄膜炎然り，壊死性筋膜炎然り（こうして見ると血管の病気と感染症が多いのに気付く）．甲状腺クリーゼや急性白血病も見逃したくない．しかし，こうした疾患群を初診で見逃さないために必要なスキルもまた，「時間性」を念頭に置いている．

　時間性を自家薬籠中の物とすれば，見逃せない超急性疾患（あるいはその疑い患者）を十分に拾い上げ，かつ「見逃しても差し支えない」患者を戦略的に見逃すことができる．

　超急性疾患疑い患者は，速攻で後方のスペシャリストにパスする．「見逃しても差し支えない」患者の場合は，再診時に後方にパスされる（あるいは自ら診断する）．これがチーム医療の枠内での前線の医者の在り方だ．プライマリ・ケアとはサッカーにおけるフォワードみたいな存在なのだ．普通は逆に考えられがちだが……．

❖

　もう少しサッカーのアナロジーで言うと，フォワードが寄せて前線からプレッシャーをかけていると，相手のパスコースは限定される．よって，たとえフォワードがカットできなくても，ボールの来る方向はかなり予見できる

ようになる．「開業医に診てもらってもなかなか診断がつかない熱」という時点で，それは『ドクターG』的，診断カンファレンスのネタになりそうな疾患にかなり絞りこまれていることを意味している．こうしたカンファレンスで，やたらと「血管内リンパ腫（IVL）」と連呼されるのはそのためだ（超まれなのに）．

　後方の医者（スペシャリスト）は，コストや時間のかかる検査の連打を正当化できる．「熱」に対して行い得る検査は山のようにあり，全ての発熱患者にそれをやるのは無理筋だ．しかし，「不明熱」＝前線で診断がつかなかった熱に対して，ブルセラ症の抗体検査をオーダーするのは，リーズナブルな判断である（かもしれない）．繰り返すが，「後医は名医」なのは単に現象的にそうなのではなく，構造的にそう振る舞うべきなのだ．

　まれな疾患の成れの果ては，「存在しない病気」だ．病名は現象に対してつけた名前だ．多くの現象には，名前がまだついていない．そうした病気を新しい疾患概念として提唱するのも大切な後医の仕事である．そこには，前回述べたような研究的な要素も加味される．

❖

　もちろん，サッカーがそうであるように，前線は前線，後衛は後衛と役割分担を硬直的に決め付ける必要はない．プライマリ・ケアのセッティングで新しい疾患概念を提唱したっていいし，スペシャリストが先鋭的な自分の専門外領域をカバーしたっていい．要は患者ケアが結果的にうまくいけばよいのであって，システムは手段であって目的ではないのである．

　このように，診断戦略は目的から逆算し，セッティングから逆算して，帰納的に決定される．正しい，一意的な診断戦略は存在しないのである．診療のセッティングが変わったとき（異動のとき），誤診が増えるのもそのためだ．

　よって，「病歴と身体診察派」と「検査派」のような二元論は全く無意味，ということになる．プライマリ・ケアのセッティングで検査を乱用するのは，前線のフォワードが守備に走り回るのと同じで，目的から逆算して合理的で

はない（そのような"汗かきフォワード"を褒めたたえる日本のサッカー評論家はなんとかしてほしい）．後衛のスペシャリスト的アプローチが絨毯爆撃的検査の連打になるのは，多くの場合は当然であり，まれな疾患，まだ名もない疾患をほじくりだすには合理的な選択肢なのである．

　もちろん，診断は魅力的な営為であり，そこには"お色気"の要素がある．「普通の高血圧」から褐色細胞腫を，「普通の腹痛」から鉛中毒や急性間欠性ポルフィリン症を拾い上げてやりたい，という欲望を持たないプライマリ・ケア医は，いかにもつまらない．なので，時には欲望に身を任せるのも悪くない．もちろん，いつも欲望にカラれるばかりの色ボケ爺になってはダメなのだけど．

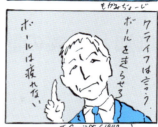
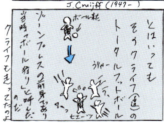
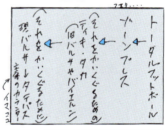
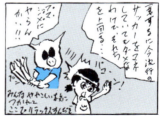

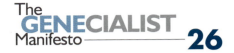

無知と配慮の診断学

　ニュースの賞味期限は短い．本稿を書いている2015年7月7日は，サッカー女子ワールドカップでなでしこジャパンがアメリカに大敗した翌日である．世間はこの話題で持ちきりであるが，もう翌日にしてメディアもネタが尽き，どうでもよい話題をほじくり返している．あと2週間も経つと，誰もこの話題を口にしなくなるだろう．

　そのなでしこの前に大騒ぎになっていたのが，感染症のMERSである．もっともMERSそのものは2012年に見つかった感染症でさほど新規性はないのだが，隣の韓国で小流行が起きたために大騒ぎとなった（そしてほどなく誰も騒がなくなった．なんとなく）．

❖

　「Middle East Respiratory Syndrome」というくらいだから，MERSは中東の疾患である．サウジアラビアなど中東諸国から帰国し，当地で発症する．イギリス，ドイツ，フランス，オランダ，アメリカなど，多くの先進国で患者が発見されている．フィリピンやタイなどアジア諸国でも輸入例が見つかっている．しかし，渡航先で流行したのは韓国だけの特殊な事例だ．

　韓国であっても医療機関での感染がほとんどで，コミュニティーで流行しているわけではない．韓国からMERSが日本に輸入される可能性はもちろん皆無ではない．しかし，中東からの渡航者でMERSが発見される可能性のほうがずっと高いとぼくは考える．韓国での小流行はじきに収束を迎えるが，中東での発症は今後長く続く可能性が高いからだ．それが数日後のことか，数年後のことになるのかはぼくにはわからないけれど．

✣

　2014年には西アフリカを中心にエボラ出血熱が流行し，こちらも大騒ぎになったがやはり「なんとなく」，皆騒がなくなった．メディアもそうだが，医療機関でもガードをガチガチに上げてビビった揚げ句，誰もビビらなくなるといういつものパターンである．

　もっとも，ビクビクしないのは正しい態度である．どのみち，医療をやっている限り感染症患者からの曝露リスクは常に，恒常的にあるのだから，短期的にビクビクするのは意味がない．

　世界には感染症の擦れっからしのプロ以外は聞いたこともないであろう感染症がうじゃうじゃしている．ただ，それがたまたま偶然，日本に入ってきていないというだけの話だ．リスクは常にある．そのリスクを感得できていないのは，単に無知のせい（おかげ？）である．無知は常にリスクを過大評価するか，過小評価するかのいずれかの態度に導くのだ．だから，エボラ騒ぎのときも必要のない大騒ぎをした揚げ句，「本当に大丈夫かな」と言いたくなるくらいのノーガード状態にさらりと戻る．

　ある感染症が話題になって診療現場が大パニックになり，過剰反応をしまくった揚げ句に急に無関心になる．ぼくらはこのワンパターンな繰り返しを何度も見てきた．エイズ然り，SARS然り，新型インフルエンザ然り．どうしてこのワンパターンから学習しないのだろう，と思う．

　つまり，日常診療の段階で感染症を疑ったときに丁寧に旅行歴を尋ねる習慣を持っていれば，どのような新規の感染症が現れても，きちんと対応はできるのである．これが過小評価も過大評価もしないためのシンプルにして最大の防御だ．個々の病原体に特化したスペシャルな議論ではなく，「発熱患者に渡航歴を聞く」というジェネラルな命題にすればよいのだ．しかし，ぼくが知る限り，発熱患者，咳の患者，下痢の患者に全例旅行歴をとっている医者はごく少数派に属する．

✣

隣の韓国のお粗末なMERS対応を嗤っている場合ではない．なぜ日本でSARSが，エボラが，そしてMERSが入り込まず（so far），かつ国内流行をしなかったのか．よく問われる質問だ．ぼくの答えはいつも同じ．「日本は運が良かったからだ」である．旅行歴を問わずに感染症に対峙していれば，いつかどこかで輸入感染症の見逃しが起きる．それは「韓国からやってくる」と特定できる患者とは限らない．

　実際，中東で何年も問題になっていたMERSに本腰を入れだしたのは，韓国で患者が発生した「後」のことである．もし日本に先にMERSが入っていたら，全く同じシナリオになっていた可能性は低くない（厚労省の名誉のために付言しておくと，彼らの動きはずっと早かった．厚労省は，今回の騒ぎが起きるずっと前，2015年1月にはMERSを2類感染症に指定している．呼吸器感染症の中では「危ない」部類に属することは知っていたのだ）．

✣

　旅行歴を聞く．渡航歴があるとわかる．どうしたらよいか．全ての国の個別の感染症を全部，百科事典的に覚えておく必要はない．幸い，医学情報は多くなったが，情報へのアクセスは恐ろしいほどに容易になった．アメリカ疾病予防管理センター（CDC）やWHOのホームページを参照してもよい．われわれが訳出した『キーストンのトラベル・メディシン』（メディカル・サイエンス・インターナショナル）を参照してもよい．これも感染症屋のマニアックな専門書ではない．海外に行く患者を診る医者全てのために書かれた本だ．21世紀の現在，「私の患者は1人も海外に行かない」という医者も稀有な存在だろう．

　では，それでも当該国の感染症がよくわからないとき．そのときこそ，擦れっからしの感染症屋に相談するときである．われわれは嬉々として，「ああ，ネパールからの帰国患者の発熱ですか．ぜひ拝見させてください」と申し上げるのである．

　致死率の高いMERSやエボラは，他者への感染性はそれほどでもない．医療機関内の感染は，ほとんどが初動の疑い方にエラーがある．普段から旅

行歴を聞く習慣を持ち，コンタクトを最小限に抑えていれば感染のリスクは高くない．

❖

全ての医者が全ての国の全ての病気に精通している必要などない．しかし，外国にはいろいろな病気があるのだ，という無知の自覚，「無知の知」は必要だ．「この患者が外国から帰ってきた発熱患者じゃないと誰が決めたのだ」と常にガードを（ある程度）上げておくことが大切だ．メディアが大騒ぎしているときだけではなく．無知（の自覚）と配慮が診断に寄与するのだ．それはなにも，感染症に限定された話ではない．大切なのは「私の知らない何か」に対する自覚（awareness）なのだから．

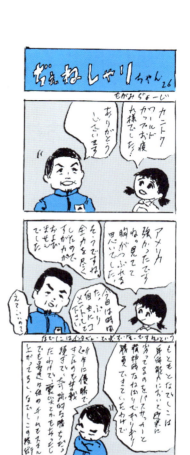
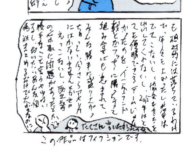

The GENECIALIST Manifesto 27

情報集めの方法論——PubMed とハリソン

　医学知識は爆発的に増大しているが，情報へのアクセスそのものはよくなっている．情報集めの方法論に通じていれば，われわれの「知識の欠如」はさほど恐れるほどの問題ではない．問題なのは「知識の欠如」そのものではなく，その知識がないことに対する「自覚の欠如」である．

　UpToDate®が作られた背景には，医者が患者から受けた質問の3分の2に対して，答えを知らなかったという研究がある[1]．われわれがどんなに勉強しても，医学知識はもっともっと多く，さらにやっかいなことに患者の質問の多くに"まだ答えが存在しない"．よって，医者にとって大切なのは「どのくらい物知りか」ではなく，「どのくらい情報検索に優れているか」である．

　インターネットの利用をかつて「ネットサーフィン」と呼んでいた．その意味するところは，大量の情報の波の間を泳ぎに泳いで，自ら欲しい情報をつかみとっていくという能動的なものであった．しかし，現在われわれがネットで「見せられている」情報は，アルゴリズムを用い，他人が斟酌（しんしゃく）して「われわれが見たいであろう」と選択された恣意的な情報となった．だから，ワクチン陰謀論で頭がいっぱいな人物がネット検索すると，ワクチンの悪口を書いた陰謀論たっぷりのサイトにしかたどり着けない．こうしてバイアスは増幅され，彼（彼女）は本当に必要な情報を入手することができなくなってしまう．

バイアスを排し，自分が耳にしたい都合の良い情報も，自分が耳をふさぎたい「不都合な真実」もきちんと読むことが，誠実な医療者として大切なスキルである．それは"スキル"である．よってオーセンティックな方法で訓練し，その技術を身につけなければならない．

バイアスを排す方法はたくさんあるが，一番手っ取り早い方法は，まず，製薬業界からの情報を遮断することにある．MRからの情報提供を受けなければよいのだ．これは物理的にはとてもシンプルな方法だが，ある種の人たちにとっては非常に精神的なハードルが高い営為であるそうだ．医者は薬を施設に採用したり，処方したり，あるいは講演で宣伝したりする絶対的な権限を持っている．製薬業界はこの権限を最大限に利用し，自社利益を追求しようとする．営利企業なのだから当たり前だ．

マーシャ・エンジェルの『ビッグ・ファーマ―製薬会社の真実』によると，2001年にいたアメリカのMRは総勢8万8千人[2]．その活動のためのコストは55億ドルであった．もちろん，これは医者に対する慈善事業のコストではない．営業コストである．日本円にして何千億円という出費は，商売のための必要経費なのだ．事実，2002年のアメリカの処方薬の売上高は2千億ドルだった．きちんと投資したぶんは取り返しているのだ．

日本における製薬業界のMRに関連した営業コストは，1兆5千億円だったという[3]．こちらも，ちゃんとリターンがあるからこそ出されているコストに決まっている．そもそも営業の訓練を受けた営業のプロであるMRが，これだけの金をかけてわれわれを接待し，自社の製品を売り込もうと努力しているのだ．「そのバイアスには誘導されない」と言うほうがどうかしている．多くの医者は「自分たちはMRにはダマされない．ちゃんと情報を取捨選択して吟味している」と言うが，「自分たちはダマされない」と固く信じ込んでいる人物こそ，詐欺師にとってはもっともたやすくダマすことができるカモである．「ダマされるかもしれない」とおびえている人物のほうが，ダマされにくいものだ．

第 14 章でも述べたが，医学情報のほとんどは英語でできている．「医局のやり方」がやり方の全てだった時代ならともかく，「英語ができない」はあり得ない．英語情報を使いこなせない医者は，医者として機能できない．そしてこの傾向は今後どんどん強まっていく一方で，弱まることはない．

❖

　先日，とある HIV 感染症治療薬を当院に売り込みに来た MR と話をした．ぼくらは MR の営業自体をお断りしているのだけれど，行き掛かり上，ついそういうシチュエーションになってしまった．そこで彼は自社の製品が効果的で安全であると主張した．MR はもちろん嘘はつかない．ただ，その製品が既存の薬よりもずっと高額で，得られる利益に見合ったものとは即断できない，という事実を黙して語らないだけだ．
　日本では薬のコストが学術界で議論されることは少なく，もちろんメーカーもそうした話には触れたがらない．新薬のほうが高いのは当たり前だからだ．しかし，海外の学会や論文を読むとそのような議論は必ずなされている．英語の医学情報に触れることができないと「そういう議論が存在している」ことにすら気付かないこともあるのだ．

❖

　時に，最新の医学文献を手に入れ，Evidence-Based Medicine（EBM）を実践するのには PubMed が便利である．PubMed のような最新の論文（エビデンス）を入手できるツールこそが偉いのであって，情報更新の遅い旧来の教科書は読まなくてよい，と断言する人たちもいる．
　最近では，ウェブ上で教科書の記載を更新したり，訂正したりする出版社もあるが，いずれにしても新規性という意味では，トラディショナルな教科書はウェブ媒体に遅れをとることになるだろう．しかし，こうした教科書に「意味がない」というのは短見だとぼくは思う．
　まず，エビデンスの構築は，治療の進歩には大きく貢献しているが，診断については弱い傾向にある．スポンサーが少ないからだ．それに「新しいエ

ビデンス」ほど,「さらに新しいエビデンス」にひっくり返されやすい.「なんとかスタディーで出された結果を, かんとかスタディーがひっくり返す」なんて事例も珍しくない. たいていの論文は,「further studies are needed」と締めくくるのだ. 第一, 新規性で言うならば, 論文より学会発表のほうが早いが, 早いぶん審査や議論が熟しておらず, 後々まで使える情報は多くない. 論文が出るまで待って……という態度のほうが妥当なときも多い.

　同じように, 数十年経っても変わらない寿命の長い教科書の記載が, 重厚で信用に足る「エビデンス」だったりすることは多い. 数十年前から変わらぬ記載の部分が今後ひっくり返される可能性ももちろんあるが, 先週出されたスタディーの結果がひっくり返される可能性のほうがはるかに高い. だから, そういう変わらないところを大切にしたい. ぼくが「ハリソンを読め」と学生や研修医に勧めるのはそのためだ.

　もちろん「古い教科書」ならばなんでもよい, ということはない. その話は次章である.

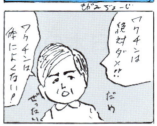
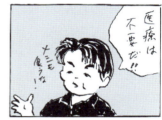
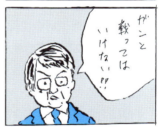
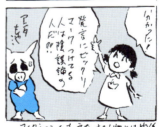

◆参考文献
1) 岩田健太郎. 悪魔の味方—米国医療の現場から. 克誠堂出版; 2003.
2) マーシャ・エンジェル著, 栗原千絵子他訳. ビッグ・ファーマ—製薬会社の真実. 篠原出版新社; 2005. p.146.
3) 平成28年3月期第1四半期決算発表資料. エムスリー株式会社; 2015.
http://corporate.m3.com/ir/library/presentation/pdf/20150724_04.pdf

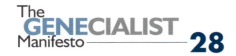

なぜ日本の内科教科書は"ダメ"なのか

　学生時代から内科の教科書は「ハリソン」を用いている．他の教科書もいろいろ試してみたが，やはり「ハリソン」が一番だとぼくは思う．なので，20年以上経った今も「ハリソン」の愛読者で，現在は紙バージョンとKindleバージョンを併用している．KindleバージョンはMacBook Airに入れていて，必要に応じて開く．紙の本のほうが読みやすいのだが，あれは持ち運びには適さないから……．

　疾患の臨床像や病態生理をまとめて勉強するのに，教科書はとても便利だ．最新の論文は疾患の断片的な情報を得るには優れているが，全体像が見えてこない．含蓄のある表現は何年経っても生き延びる．生き延びた言葉こそが，使える言葉である．もちろん，だからといって古い版のハリソンではさすがに古すぎる．教科書は最新版が出たらそちらを買うべきだ．このくらいの出費は，学ぶことで得られるリターンを考えれば大した出費ではない．学生もぜひ最新のハリソンを買って手元に置いておくべきだ．

　一方で日本の内科の教科書は，ハリソンに比べると，正直，質がぐっと落ちる．その根拠は数年前にブログでも述べたから，ここでは詳しく書かない[1]．端的に言うと，日本の内科学の教科書は「量的な表記」が足りないのだ．もっというならば，「臨床的な眼差しが足りない」のだ．

❖

　「量的な表記」のなさ．これは「なんとか病ではなんとか所見が見られる」のように程度を述べずに言い切ってしまうような表現をいう．例えば，「髄膜炎では項部硬直が見られる」のように．しかし，実際に髄膜炎で項部硬直

が見られるとは限らない．「絶対に」なのか，「しばしば」なのか，「ときには」なのか，「まれに」なのかは記すべきだ．そうしなければ「項部硬直がない．だから髄膜炎は否定的」という誤診のもとになる．事実，このような理路で誤診を重ねる事例は珍しくない．

ぼくが初期研修医だったころ，指導医からは「『なんとか病除外』と書くな」といさめられたものだ．「除外」には量的価値が付与されていないからだ．ただ可能性を述べ，それを記述しているだけだからだ．どのくらいその病気の可能性があるのかを書かなければ，アセスメントとは言わないのである．

だいたい，「可能性があるか」の問いに対する答えは，ほとんど「イエス」だ．「可能性は否定できない」が100％正しい，オールマイティーな言葉であるが故，そういうことは言ってはならないのである．むしろ言うべきは「このくらい可能性がある」である．"あるなし問題"から，"程度問題"に深化するのだ．

治療についても同様だ．「なんとか病はかんとかマイシンで治療する」では不十分である．それでどのくらいの治療効果があるかを明記すべきなのだ．ほぼ全例治癒するものなのか，半数近く治癒するのか，治癒の可能性は限りなく低いけれど，他に手がないのでダメもとでやっているのか．こうした臨床的な眼差しのない記載が日本の内科教科書には多い．

例えば，周囲に使用者が多い朝倉書店の『内科学（第10版）』（以下，朝倉）の「細菌性髄膜炎」の項を見てみる．「臨床症状」には以下のように記載されている．

1) 自覚症状：急性発症で，発熱と髄膜刺激症状（頭痛，悪心，嘔吐）を認める．
2) 他覚症状：神経学的に髄膜刺激徴候（項部硬直，Kernig 徴候，Brudzinski 徴候，neck flexion test および jolt accentuation の陽性）を認める．

急速に意識障害を呈し，髄膜脳炎の病型に進展する場合もある．一方，乳幼児や老齢者では典型的な症状・症候を認めず，易刺激性や譫妄（せんもう）などで発症する場合もある．
矢﨑義雄総編集. 内科学（第 10 版）. 朝倉書店; 2013.

一方，ハリソン（第 19 版）の同疾患の「clinical manifestation」では以下のような記載である．

数時間で進行する急性劇症型の疾患で髄膜炎がプレゼンすることもある．数日かかって，増悪する亜急性の形をとることもある．髄膜炎の古典的な臨床三徴は発熱，頭痛，項部硬直であるが，この古典的な三徴は診られないこともある．75％以上の患者で意識レベルの低下が起きる．無気力から昏睡状態まで程度はさまざまだ．細菌性髄膜炎患者では発熱に加え，頭痛か項部硬直，あるいは意識変容がほぼ全例に認められる．悪心嘔吐，光過敏性もよくある訴えだ．細菌性髄膜炎の初期症状として，あるいは経過の途中で，20 － 30％の患者でけいれんが起きる（筆者註：拙訳．以下，記載は続くが略）.
Kasper DL, et al. Harrison's Principles of Internal Medicine（19th）. McGraw-Hill Co; 2015.

　両者を比較すると，"程度"の問題の記載の有無が明白である．朝倉を読めば「物知り」にはなれるが，臨床的には使えない．記載を信じ込むと見逃しの原因になりかねない．一方，ハリソンには「程度」の記載に，臨床的な眼差しがある．簡潔な記載で患者像を容易にイメージできる．これを読めば診療に使える．
　検査，診断，治療，予後説明などにおいても，朝倉とハリソンを比較すると，この"程度"問題と臨床的な眼差しの違いは明らかだ．時間があれば図書館などで両者を比較してみるとよい．その「眼差し」の違いの大きさに容易に気付くはずだ．

もちろん，朝倉もハリソンも，多数の著者による「共著」なので，著者による個別な違いはあるだろう．網羅的に調べてみたわけではないので，必ずしもハリソンが常にベターかどうかは断言できない（いつかは系統的に調べてみたいが）．

しかし，これまで何年も学生の指導をしていて，朝倉，その他の日本で出版された内科教科書を引用したレポートや発表は，たいてい臨床的な眼差しが欠如し，量的な記載を欠き，よってよいレポートや発表になっていない……ということがほとんどだった．このことは拙著『神戸大学感染症内科版TBL—問題解決型ライブ講義 集中！5日間』（金原出版）でも取り扱った．「○○病はMRIで診断します」「△△病は□□で治療します」という言い切り型の表現は，学生にミスリーディングなのである．

ただ，ハリソンにも弱点はある．なんといっても日本の疫学に弱い．当然ながら，日本脳炎などは日本の教科書のほうがベターであろう．だからこそ，日本発の内科学の教科書も，もっと臨床的な眼差しを持ち，読者が診療現場で使えるような教科書に進化すべきだとぼくは思っている．

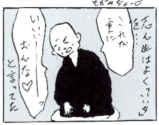
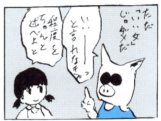
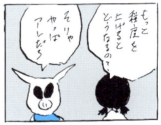
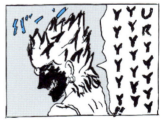

◆参考文献
1) 岩田健太郎. 日本の内科の教科書は大丈夫か？ BLOG 楽園はこちら側; 2013年5月17日.

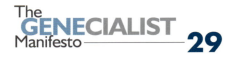

ヘルシズムの呪縛から逃れる

　健康は大事だ．しかし，大事なのは健康"だけ"ではない．友情とか愛情とか，感動とか美とか，快楽とか達成感とか，冒険とか挑戦とか．とにかく人生には多種多様な価値が存在する．そのどれもが大事だ．
　「この価値があの価値より重要だ」と決めるのが，価値観である．価値観は極めて個人的なもので，一般化できない．一般化すると，それは「価値観の押し付け」となる．善良な人ほど，自分の価値観こそが一般化可能だと信じ込みやすい．悪意の人は自分がマイノリティーであることを自覚していることが多いし，自分の価値観が一般化なんてできないと知っている．

✣

　医療者には善良な人が多い．よって，価値観の押し付けをついつい行ってしまう．スペシャリストの価値観は先鋭で，狭い．自分の守備範囲の病気を治す．これが，これだけが与えられたミッションだと信じている．それだけが価値の全てだ，と思い込んでしまいがちだ．目の前にいる患者は単なる病気を抱えた人ではなく，仕事や家族やその他もろもろのいろいろなものを抱えた人だという当たり前の事実をつい忘れてしまう．病人という属性は，その人の属性のほんの一部にすぎないというのに．
　ジェネラリストはこのような患者の社会的背景を大切にしなさい，と教わる．なので，そういう側面には敏感だし，目配りが利いている．しかし，「健康こそが第一の価値だ」という信念そのものが，"揺らいでいない"ジェネラリストは多い．いや，そのような信念が強すぎて揺らがないタイプは，むしろジェネラリストにこそ多いような気がする．

「ジェネラリストはおせっかいでなければならない」と教えるジェネラリスト指導医も多い．しかし，それは本当だろうか．ぼくはその見解にはわりと懐疑的である．

✤

　ぼくはファイナンシャル・プランナー（以下，FP）の資格を持っている（もっとも実務はやっていないが）．金に関する相談に乗るのが FP の仕事なわけだが，彼らの仕事ぶりを見ていると，実に慎み深いことに気付く．「あなたの財産はこのように運用することも可能です」とか，「こういうやり方もあります」と，個人の閉じた世界観について別の切り口から見解を述べ，選択肢を提示する．問われれば，プロとしての推奨も行う．しかし，特定の金融商品を買えと勧めることはない．というか，それは金融商品取引法で禁じられている．FP が担うのは，あくまでも「世界観の説明」と「可能性（選択肢）の提示」だけなのである．

　FP に比べると，医療者はかなりおせっかいである．さすがに昔みたいに「こうしなさい」と命令口調で話す医者は少数派になった．しかし，「こうするのが正しい」という言い方をする医者は非常に多い．医療の世界に身を置いていると，そのような語り口はあまりに普遍的なので，「皆，そんなもんか」と思いがちだ．しかし，異なる世界から"タコツボ"をのぞき込んでみると──例えば FP 目線でそんな医者の言動を眺めてみると──，「えらく押し付けがましいなあ」と感じられる．

　今でも「医者の言うとおりにしなければならない（少なくとも表向きは）」，「医者に逆らったり，口答えしたりしてはならない（少なくとも表向きは）」と信じている日本の患者は多い．そういう空気がますます医者の押し付けがましさを正当化する．国民皆保険制度のおかげで，医者が勧める検査や薬剤の自己負担が相対的に少ないことも，この雰囲気を助長する．全額自己負担だったら，患者も「そんなに払えません」という言い方だってできるはずだ．今後は，分子標的薬に代表されるように医療が高度化・高額化していく中で，「そんなに払えません」という患者が増える可能性が高いけれど．

✣

　健康が他の価値よりも高い価値であるという世界観を「ヘルシズム（healthism）」という．もちろん，いい意味の言葉ではない．
　商品には商品の価値に見合った価格が設定される．それを適正な価格だと感じられれば，その価格はその人の主観では「適正価格」である．高いと感じられれば「不適正な価格」となり，安いと感じられれば「お買い得」なのである．
　医療においても，ある医療行為に掛かる費用が高いか安いか，それを医療者側が一方的に決定することは不可能だ．患者側の主観が決めることである．日本の患者で「この薬は飲みにくいから，別のものに変えてくれ」という患者は多い．しかし「この薬は高すぎるからもっと安いのにしてほしい」という患者は少ない．ジェネリック医薬品を希望する患者はいるけれども，それも少数派であろう．処方された薬剤を素直に受け取る患者のほうがマジョリティーなのだ．
　ぼく自身，昔はとてもおせっかいな医者だった．「これが正しい医療」というバイアスに頭がいっぱいになっていたからだ．しかし，一意的に「正しい医療」など，この世には存在しない．医療の外というパースペクティブから見ると存在していないのだ．
　そもそも，医療行為の多くは，絶対的に突出したアウトカムを出すようなものではない．非常に強固なエビデンスと呼ばれるようなものですら，NNT（number needed to treat）が2未満になることはほとんどない．つまり，その治療からアウトカムを得ない人のほうが多いのだ．折れた骨を接ぐ，出ている血を止めるという，"露骨"なアウトカム以上のアウトカムを，ほとんどの現代医療はもたらしていない．

✣

　もちろんぼくは「トンデモ医療」を推奨したいわけではない．そして現代医療を否定しているわけでもない．トンデモ医療はありもしないデマを飛ば

す.「○○治療は意味がない」とか．本来,「□□治療にどれくらいの意味があるのか」という情報は，正直に提供しなければならない．また，どのくらいの意味があるのかは医者もちゃんと吟味すべきだ．しかし，吟味した後の「どれくらいの価値があるのか」を判定するのは，一人ひとりの患者のやることである．そうあるべきだ．

ヘルシズムの呪縛から逃れるには，われわれ医療者が医療者目線を離れ，別の世界から世界を見直してみる「鳥の目」が必要だ．より大きな世界から見れば，ジェネラリストと呼ばれる医者も，医者というスペシャリストなのだ．そのスペシャリストが，より大きな，よりジェネラルな観点から世界をのぞきみる．そういうスーパー・ジェネラリスト的な視点も必要なのだ．（俗に言う）スペシャリストにも，その視点が必要なのは言うまでもないだろう．

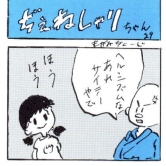
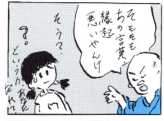
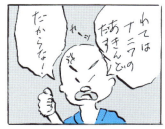
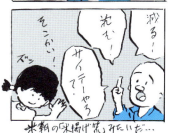

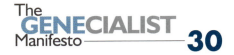

ポリファーマシーという問題と，ジェネシャリスト

　大学病院を受診するとき．まあ，全ての大学病院を網羅的に調べたわけではないのであくまでも雑ぱくな感想だけど，受付ではいろいろな主訴を持つ患者をフラグメンタルに複数科受診させることが多いように思う．

　総合診療科が機能していない大きな病院も同じだ．頭痛があり，鼻水が出て，目が充血していて，身体の節々が痛くて熱があれば，脳神経外科と耳鼻科と眼科と整形外科と膠原病科をたらい回し……というのはさすがに極端だけど，このように複数科受診をさせる大病院の受付は割と多いと思う．

　複数の問題を抱える患者であれば，総合的に診療できるジェネラリスト一人が見ればよいわけで，上記の風邪の患者さんも上手にマネジメントできるはずだ．というか，そもそもこの患者は大病院・大学病院に行かず，いつものかかりつけ医にかかるのが筋だと思うけれど，本稿の主題を外れるのでここでは深入りしない．

　大病院の専門家はルーチンで特定の検査をしたがることも多い．件の患者には，おそらく何ひとつ特別な検査を必要としないが，頭部CTや内視鏡検査やあちこちのX線撮影や各種抗原抗体検査がなされかねない（まじで）．そして，たくさんの薬剤処方も——．「ポリファーマシー」はこのようにして起きる．

✣

　ポリファーマシーは，医療者の怠慢から起きているのではない．逆である．各医師が自らの専門性に照らし合わせて良心的に，真摯に診療したが故に，ポリファーマシーなのだ．

これまで述べてきたように，各科専門家はまれな病気や珍しい合併症，非典型的なケースを熟知している．そういうピットフォールに陥らないように，どうしても検査過剰，治療過剰になる．しかし見ているのが自分の領域だけなので，他科の医師がどのような検査をオーダーし，どのような薬剤を処方しているのかについての配慮が足りないこともある．そして，似たような薬剤がカブってしまう．時にそれらが，患者にとって有害なものになる．

　こういうときのスペシャリストの目は，「虫眼鏡の目」「ミクロの目」であり，細かいところ，小さいところを見る眼差しとなっている．しかし，複数の主訴を持つ患者のケアで大事なのは，「全体」を見ること．木を見つつ，森を見ることである．木を見つつ森を見るということは，問題の全体を相対的に見る，ということでもある．全体のパースペクティブから見る，ということでもある．自らの専門領域を相対化する（絶対化しない！）ということでもあるのだ．

❖

　そのとき，諸問題にはプライオリティーの高低が生じるだろう．緊急性の高低もある．諸臓器の症状が同じ病因から生じており，重なった検査や治療を省略できることもある．進行がん患者の尿酸値を薬剤治療で下げる必要はあるだろうか．そりゃ，腫瘍崩壊症候群のハイリスク患者とかは別だけど．あるいは，血糖値は？　コレステロール値は？――．

　前章で，ファイナンシャル・プランナー（FP）との相違点を交えながら述べたが，全ての健康問題を最大限に治療する必要はない．少なくとも，「治療しない」という選択肢はあるはずだ．患者の中には，「Aという病気は治療したいけど，Bについては今は放っておきたい」と思う人もいるかもしれない．金銭的コストは下がるかもしれないし，薬剤の数が増えず面倒くさくないし，相互作用といった別のリスクをヘッジできるかもしれないからだ．

　しかしそうした中で，スペシャリストのほとんどは自領域のプライオリティーを「低い」と判断したくはないだろう．オレの担当する病気"だけ"は治療したい，という欲望はどうしてもあるものだからだ．それはぼくにも

ある．でもそこをぐっと抑え，「オレ様の専門領域」というオレ様目線をやめ，もっと総合的に全体的に患者を把握する必要がある．そのためには全てのスペシャリストがジェネ"シャ"リストになる必要がある．いや，それしかない．

❖

　大学病院の受付でも，どこの科が担当すべきか判然としない場合は，まずは総合診療科のようなジェネラリスト系の診療科"だけ"を受診させるべきだ．必要があれば，そして必要があるときだけ，ジェネラリスト・グループが各スペシャリストに相談する．その場合であっても，ポリファーマシーを回避するためには患者の全体像がきちんと把握できておいたほうがよい．

　"政治的"に，ジェネラリスト・グループが各スペシャリストに「そちらの治療はやめて」と促すことは難しい．それは可能かもしれないし，実際にやっているジェネラリストも知っているが，その場合に生じる感情的なしこりまで克服するのは困難で，また多くのジェネラリストがこのようなコンフリクトに苦しめられてきた．だから（たとえジェネラリスト・グループが大学病院にいたとしても），やはり各スペシャリストがジェネラリスト的エキスパティーズを身につけたほうがよい．そうすれば，不要なコンフリクトは回避でき，皆が「全体」を見ながら診療できるはずだ．

❖

　昔からそうだったのだが，大学病院においてジェネラリストが高いプレゼンスを保つことは難しく，またそれによって多くのジェネラリスト・グループは消滅した．または，各科が担当したくない患者の"ゴミ箱"のような役回り（言い方は悪いが）を押し付けられてきた．

　しかし，上述のように大学病院のようなタコツボ的，セクショナリズムが強い組織においては，本来，ジェネラリストの存在は貴重である．だからこそ，大学病院におけるジェネラリスト・グループはそのプレゼンスを高めるような突出した武器が必要だろう．例えば，神戸大学病院総合内科は，集中

治療が強く，ICUケアのときにはしばしば諸科から相談されている．実際，ぼくら感染症内科も相談している．

このように大学病院のジェネラリストは突出した武器を持っていたほうが生きやすい．日本の現状に合わせてもう少し世知辛い言い方をすれば，生き延びやすい．やはり，こちらもジェネ"シャ"リストになったほうがよいのである．

ポリファーマシーの克服は難しく，こうやれば解決，という単一のソリューションは存在しない．たいていの難問がそうであるように．しかし，ジェネシャリストの普及はその克服に大きく寄与することだろう．必要条件，といってもよいと思う．

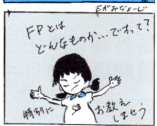
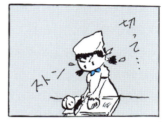
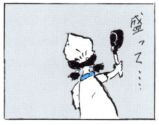
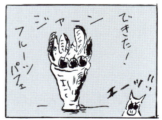

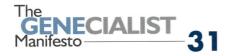

番外編：イギリスの感染症専門医後期研修カリキュラムのすごさ

　本稿執筆時点（2015年12月）で，日本内科学会の内科専門医制度改革の議論が喧しい．しかし，その議論は「内科専門医とはどういう医者で在るべきか」という理念やヴィジョンやプリンシプルの問題というより，「どこが基幹病院になるか」とか「どの病気を見るのを必須とすべきか」といった形式論に傾いているようにぼくには見える[1]．本質よりも形式が先んじるのが日本医学界の典型的なやり方であり，これも例外ではないと思う．（注：2018年10月の時点でも本質的には何も変わっていない．）

　そもそもなぜ内科専門医制度は改革されねばならないのか？　それは現在の内科専門医制度が，内科専門医の在るべき姿を反映していないからではないのか？　では，在るべき内科専門医とはどういう存在なのか？　それこそがヴィジョンである．ヴィジョンを現実化させるために行う行動原理がプリンシプルである．それが見えてこない．白洲次郎が何十年も前に指摘したように，この国にはいまだ「プリンシプルがない」のである．

　さて，最近，友人のイギリス人医師に，彼の国の感染症専門医養成カリキュラムがどんなものなのかを教えてもらった．（自分が体験した）アメリカの事情ばかり見ていて，イギリスがどうなっているかなんて全く顧慮していなかった．不明を恥じ入るばかりである．これが，すごいのである[2]．

　イギリスでは感染症専門医のキャリアパスは細分化されている．まずはコアとなる2年間の臨床研修を受けた後，2年間の感染症コースや，3年間の一般内科とのコンバインド・コース（まさに"ジェネシャリ"！），あるい

はさらに細分化された熱帯医学（3年間）のコースなど複数のパスウェイが存在する．

　しかし，驚くべきはその先である．専門医養成コースの目的は，「一般的な目的」と「専門的な目的」に二分されている．後者の「専門的な目的」には，各感染症の診療能力について記載されている．これは普通だ．驚くのは，前者である．「一般的な目的」には，「態度（attitude）」とか「コミュニケーション・スキル」「チームワーク」「リーダーシップ」「多職種連携チーム（multi-disciplinary team）」といったキーワードが並ぶ．診療（good medical practice）は4つのドメインに大別されており，それはそれぞれ，「知識，技術，パフォーマンス」「安全と質」「コミュニケーション，パートナーシップ，チームワーク」，そして「信頼を得続ける」である．

　その後，感染症専門医にとって必要な学習項目として，慢性疾患の対応，終末期医療への配慮，生涯学習，患者の安全，タイム・マネジメント，エビデンスやガイドラインの使い方，ヘルス・プロモーションや公衆衛生などの多種多様なアイテムが挙げられている．HIVについてはウイルス学や治療薬の話だけでなく，HIVに関するカウンセリングの知識，技術，態度など感染症のプロとして必須の，しかし日本ではほとんど教わらない項目が記載してある．イギリスがどのような人物を感染症専門医と呼びたいのか，その理念は98ページあるカリキュラム「Curriculum for Specialty Training in Infectious Diseases」から一目瞭然である．

　申し訳ないけど，内科学会の2015年12月15日に公表されたカリキュラムでは，HIVなんて知識と症例経験（症例経験はなくてもよい）くらいしか記載がない．日本感染症学会のカリキュラムに至っては4ページしかなく，ほとんどが微生物と感染症名のリストにすぎない[3]．どういう医者を育てたいのか，その理念もヴィジョンもカリキュラムからは全く感じとれない．そういうものがあれば，の話だが．

　イギリスのカリキュラム．形式的には，これは感染症というサブスペシャ

リティの養成カリキュラムである．しかし，実際にはこれはまさにぼくがここで述べ続けている"ジェネシャリ"にほかならない．そこには総合性と専門性，全体性と部分性の見事な融合がある．もちろん，理念は理念にすぎず，現実にはいろいろあれやこれや，理念に合わないものも多々あることだろう．しかし，理念，ヴィジョン，プリンシプルがあって，けれども現実には足りていない場合と，そういうものが最初からない場合．立派なプロの医者が育つ可能性が高いのはどちらか，火を見るよりも明らかだろう．

　火を見るよりも明らかなのだから，日本の医者がやるべきはひとつである．イギリスなど，よりきちんとした専門医教育をやっている国から学べばよいのである．少なくとも，自分たちが劣っている部分は学ぶべきなのである．かつて明治時代に日本の高官たちが西欧に渡ってあらゆる事象を学んだように．

※

　先日，ある講演会で一人の医者が言っていた．「自分は〇〇先生からなんとかという研究を教わった．臨床は教わらなくても，やっているうちにできるようになる」．

　これは一面には事実である．「やっているうちに」実験を完遂したり，論文を完成させるのは不可能であろう．一方，朝の採血から回診，検査や投薬のオーダー，各種の手技といった「行い」の面ではまさに「やっているうちに」自然に覚えることが可能だ．だから，1年も病棟に張り付いていれば，誰だって"医者っぽく振る舞うこと"ができるようになる．

　しかし，これは診療行為ではなく「診療ごっこ」にすぎない．わかる医者にはわかり，わからない医者には絶対にわからないだろうけれども，臨床医学はそんなに甘いものではない．それはほかならぬ，かつてのぼく自身への猛烈な反省から身に染みてわかっている．

　かつて，ぼくは基礎医学者を志していた．「基礎に進むにしても，バイトくらいはできなきゃな．ま，数年，研修を受ければ臨床くらいできるようになるだろう」と思って，市中病院での初期研修（当時は圧倒的に少数派だっ

た）を受けたのである．そこで思い知ったのは——当たり前過ぎる事実で赤面の思いだけど——，数年のトレーニングで臨床はできるようにならない，という単純な事実である．「診療ごっこ」は，診療とは別物なのだ．

　ぼくが恥じ入りながら悟ったこの事実．しかしそれから長い時が経った今も，この「常識」は常識として共有されていない．ここが日本の立ち位置だ．その立ち位置の自覚から，在るべき専門医の姿は本来論じられるべきなのだ．

◆参考文献
1) 日本内科学会ウェブサイト．新しい内科専門医制度に向けて．2015．
　＜上記から各種資料ダウンロード可能＞
2) General medical council. Infectious diseases curriculum. 2015.
3) 日本感染症学会ウェブサイト．感染症専門医制度専門医研修制度．2015．

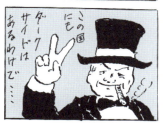
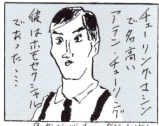
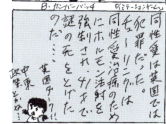

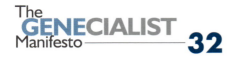

評価について──その1
スペシャリストによるジェネラリスト評価の辛辣さ

　日本ではジェネラリストに対するスペシャリストの評価は，総じてからい．厳密に調査したわけではないけれど，そのように感じている．

　日本では，ジェネラリストは「紹介される医者」以外の何者でもない．ジェネラリストには手に負えない問題が生じて，スペシャリストに相談されるのだ．その相談の大部分はスペシャリストにとって「朝飯前」の問題だ．「なんだ，こんなことも知らないのか」．その相談のいくつかはスペシャリストにとって「見当違い」の問題だ．「これ，診断が間違ってるじゃない」．その相談のある程度はスペシャリストにとって「ミスマネジメント」の問題だ．「もう，どうして感染性心内膜炎にフロモックス®とか出しちゃうの？」．その相談の一部はスペシャリストにとって「オレには関係ない問題」だ．「それって『うちの科』の病気じゃないし」．

　特に，ミスマネジメントの問題は深刻だ．スペシャリストが怒りたくなる（こともある）気持ちは，ぼくにもよくわかる．心内膜炎を「なんだかよくわからない熱」として放っておかれて，それどころか中途半端に消化管からの吸収が悪い経口抗菌薬で生煮えに治療して（よって診断はより困難になり），挙句の果てに疣贅（ゆうぜい）の塞栓によって多発性脳塞栓で寝たきりになってから搬送される……．患者のプライバシーに配慮して少し話は変えているが，こういった話は現実にあり，とても残念なことにそう珍しい話ではない．もっと前に相談してくれていたら，この患者は治療で元気に完治していたのに……．

医者のほとんどは患者に対して献身的，かつ良心的だ．（ごく少数派の，特に昔のジェネラリストは勘違いしているが，）スペシャリストだってそれは例外でなく，ほぼ全員が患者に対して献身的で，良心的だ．ただ，患者に対してその献身や良心を上手に表出できていないケースが多いだけで．

　明らかに患者に不当な診療が行われ，患者が苦しむ結果となった場合，医者の心には怒りの気持ちが湧き上がる．「ま，そういうことってよくあるんだよね．俺の家族じゃなくてよかった．くわばらくわばら」と，皮肉な笑顔で肩をすくめるようなスペシャリストでは，もちろん困る．怒るべきときに怒りを覚えるのが本当のプロだ．

　もちろん，こういうミスマネジメントはジェネラリストだけに起きる現象ではない．スペシャリストとスペシャリストの間にだって残念な事例は起きる．しかし，その場合は「お互い様」なのであり，ラテラリティは存在しない．自分だって同じようなヘマを他科の医者にし，怒りの原因になっている可能性は十分にある．そういう思いがあるから，他科のスペシャリストに対しては，ジェネラリストに対するようなそれより，総じて評価は辛辣になりにくい．

　日本でも近年は大病院主義を回避するため，スペシャリストがジェネラリストに逆紹介する事例はある．しかしそれは（あくまで自分目線だが）患者の深刻な問題が回避され，「俺じゃなくても大丈夫」な状態にまで問題の深刻さが小さくなった場合である．よってジェネラリストのエキスパティーズに頼るというよりは，「うちの外来，もう一杯だから，いい加減そっちで見てよ．だいたい安定しているから」なのである．こうしてスペシャリストはどんどん「上から目線」になっていく．

　ひどい場合には「オレ様に患者を紹介するときは最低限，これやらあれやらの検査くらいはやっとけよ」と横柄に注文するようになる．多くのスペシャリストが病院勤務医であり，ジェネラリストからの紹介が自分の収入に直接反映されないのも一因だ．こういう横柄さが消失するのは，何らかの事

情でスペシャリストが開業し，突然，ジェネラリスト（みたいなもの）に転じたときだけである．

　今は知らないが，ぼくがいたころのアメリカでも，スペシャリストのジェネラリストに対するラテラリティが皆無だったわけではない．それがわかりやすく反映されるのは給料である．アメリカは（日本と違い）評価が給料にそのまま反映される．給料こそが評価である．プライマリ・ケア医の給料は，スペシャリストのそれに比べて，年収にして約10万ドル低い．それがアメリカのプライマリ・ケア医に対する評価だったのである[1]．

❖

　とはいえ，アメリカでは，日本よりもずっとずっとプライマリ・ケア医は大事にされ，またリスペクトされているとぼくは思う．アメリカでは自分の専門外の領域に「ついでに，なんとなく，なんちゃって」で手を出すことはない．役割分担がはっきりしているし，訴訟リスクも高いからだ．HIV/エイズのスペシャリストは，専門外の合併症，うつ病や高血圧，その他のヘルスメンテナンスに手を出すことはなく，ジェネラリストに助けを求める．日本のように丸投げするのではなく，お互いの専門性を尊重して協働するのだ．それに，これも日本と異なり，ジェネラリストからの紹介は，コンサルテーションフィーとしてスペシャリストの直接収入に大きく影響する．ジェネラリストは「上から目線」で見下げる相手ではなく，大切なお客様なのである．良くも悪くも，金の論理が論理の全て，というところがアメリカにはある．

　しかし，ちょっと考えてみればわかることだが，アメリカのようなシステムは医療の肥大化を生んでしまう．分業とはプレイヤーを増やすことであり，関与するプレイヤーの増加はコストの増加と同義である．

　というわけで，（日本でもアメリカでも）「やっぱりジェネシャリがベストだよね」ということになる．ラテラリティは消失し，全ては「お互い様」になる．ジェネシャリの存在が，ミスマネジメントをゼロにすることはないかもしれない．が，その先に生じる怒りや「上から目線」，辛辣な評価は最小

限になるはずだ．

◆参考文献
1) Medscape. Medscape Physician Compensation Report 2015. How Much Do Physicians Earn Overall?

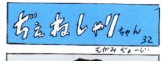
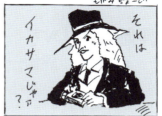
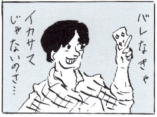
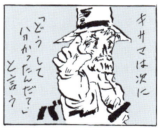
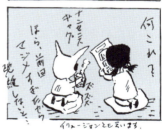

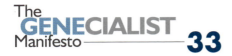

評価について
——その2　評価一般について

　前章では，各論的にジェネラリストに対するスペシャリストの評価について取り上げた．もちろん，同様の問題はスペシャリストに対するジェネラリストの評価についても起こり得るが，その評価は前者に比べて一般化しにくい．要するに，スペシャリストによって評価はさまざまという「当たり前」の現象になるためで，そこには（ほぼ）一貫した，一般化できる構造がない．

　さて，ここでは「評価」という概念一般について考えてみたい．前回のトピックが示唆するように，他人の評価というのは妥当でないことも多い．換言するならば，他人の評価が妥当である，と信じるに値する根拠は乏しい．評価は不当なものだったり，「上から目線」だったり，無理解や無知から来るものだったり，あるいは単なる偏見に満ちたものだったりするからだ．

　作家・村上春樹が代表例だが，多くの作家は「評論家」の評論を一切読まない．そうした評価が妥当性を担保するものではなく，自分の作品をよりよくするための源泉にはならないと判断したからだ．同様に，多くのスポーツ・プレイヤーやミュージシャンも「人の評価は気にしない」ようだ．妥当性の低い評価——それが絶賛であれバッシングであれ——が，自分たちのパフォーマンスを悪くすることこそあれ，良くするものではないと判断しているからであろう．

　もちろん，評価は一概に悪いものとも言えない．特に量的なデータは，自らのパフォーマンスを高める上では参考になる．サッカーだったらボールキープ率やパスの回数・成功率，走行距離なんかである．しかし，量的吟味が難しい，あるいは不可能なジャンルも多い．小説の量的吟味などはおよそ不可能で，販売部数も投票による多数決も，その小説の価値を高い妥当性で

吟味できるとは言い難い．『火花』が歴代の芥川賞作品で一番売れたのは，売れた作者が高名な芸人だったからであり，その作者が芥川賞受賞者史上最高の作品を書いたからではない（もちろん，悪い作品だったと言いたいわけではない）．もちろん，執筆時間や原稿用紙の枚数も，小説の良しあしを吟味する材料にはならない．

❖

　医者のパフォーマンスはどうだろう．医学知識は評価しやすい．診断推論能力や身体診察能力，侵襲的手技のパフォーマンスも割と評価しやすい．しかし，「その先」の評価はけっこう難しい．看護師などを巻き込んだ360度評価などいろいろな試みが行われているが，これなどもろくに医者のパフォーマンスを観察していない師長の独断の偏見だったり，「あの先生，感じワル」みたいな個人の好みを反映させただけの人気投票になっていたりすることもある．

　だいたい，医学教育の専門家たちがこういう評価システムを設計するのだが，こうした専門家たち（特に実践者ではなく，研究者寄りの人たち）は，「データは集めれば集めるほどよい」という信憑に取り憑かれていて，こうした妥当性の低い情報をやたらめったら集めたがる傾向がある．その結果生じるのは，生産性の低い，大量の評価表の山（とそれを扱わねばならぬ現場の苦労）である．

　近年では，そもそも評価をされているという被評価者の受け取り（perception）が大事だという事実も明らかになっている．つまり，評価者による評価が妥当か否かだけではなく，評価された側がそれを正当であり妥当であり，フェアであると感じているかが大事だというのだ．そして，多くの研究が示唆するところによると，多くの被評価者は自分に対する評価を正当で妥当でフェアとは感じていない[1]．というわけで，村上春樹のように「評論家の言うことなんて聞く気にはなれない」というエートスが生じるわけだ．

❖

「プロフェッショナリズム」は日本の医学教育界のはやり言葉である．では，医者のプロフェッショナリズムは正当に評価できるのだろうか．というか，そういうものを評価されているという視線の下での医者の行いは，本当にプロフェッショナルなのだろうか．

ぼくの恩師の1人，故・マイケル・レッシュは「プロフェッショナリズムとは，誰が見ていないときでも同じように行動できるような，そういう行いを言うのだ」と述べた．言い得て妙だと思う．**もし医者のプロフェッショナリズムが他者に評価されねばならない評価項目なのであれば，その医者のプロフェッショナルな行いは「他者が見て評価している」という視線の下でのみ発動するような偽りのプロフェッショナリズムと言えないだろうか．**そのような視線のない，届かないところでは異なる行動原理が発動するのではないだろうか．要するに「バレなければよい」というメンタリティと裏表の関係ではなかろうか[2]．

近年，国内外で偽装，隠蔽の問題が後を絶たない．監視，内外の評価を行うことでこうした偽装や隠蔽に対峙しようとするわけだが，効果は見られない．フォルクスワーゲンの例に代表されるように，監視を逃れるためのやり口は巧妙になる一方だ．

「誰が見ていても見ていなくてもまっとうな車を作るのが，われわれプロの行いだ」というメンタリティをフォルクスワーゲン社員が持っていれば，巧妙な排気ガス排出基準不正などしようとすら思わなかっただろう．医者のプロフェッショナリズム評価が逆説的に，医者のプロフェッショナリズムを「他者の目」に反応するだけのパッシブで，主体性を欠いた，非プロフェッショナルな人物の養成につながりはしないだろうか．

ぼくは医学教育専門家（研究者）に比べると，他者の評価の効能については極めて懐疑的である．**評価をするな，と言っているのではない．評価を過大評価するな，と言っているのだ．**評価の過大評価は自律的なプロフェッショナルの涵養にカウンタープロダクティブだ．それはジェネシャリという

主体的な概念からもっとも外れた在り方とも言えるのだ．

◆参考文献
1) Watling CJ, et al. Toward meaningful evaluation of medical trainees: the influence of participants' perceptions of the process. Adv Health Sci Educ Theory Pract. 2012; 17(2): 183-94. [PMID: 20143260]
2) 岩田健太郎.「武士道」のプロフェッショナリズムへの適用可能性と「他者の目」. 医学教育. 2015; 46(4): 373-8.

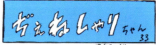
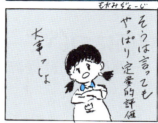
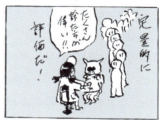
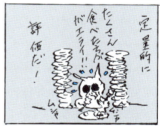
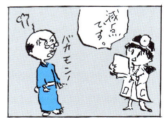

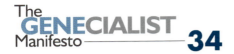

評価について
──番外編　経歴詐称について

　世は隠蔽，捏造，経歴詐称の話題で持ちきりである．もちろん，隠蔽，捏造，経歴詐称が近年増加しているというわけでもあるまい．インターネットが発達し，世界が小さくなり，「ウソ」が極端にバレやすくなったのである．かつてだったら，「パリのなんとか大学でなんとかを履修してました」とか「ハーヴァード大学のなんとか特任教授やってます」なんてウソをついても，それをわざわざ確認する術がなかった．ところが，現在なら大学のホームページにアクセスし，そこから問い合わせのメールを一本送れば「裏」は簡単にとれる．

　ぼくは食べ物関係，栄養関係のトンデモ本をレビューして，『「リスク」の食べ方─食の安全・安心を考える』『食べ物のことはからだに訊け！─健康情報にだまされるな』（いずれも筑摩書房）を書いたのだが，そのときも「余命3か月のがんが，なんとか食事法でみるみるよくなった」とか「なんとか法で健康になれる」みたいな本の著者が留学歴とかで経歴詐称的なことをやっていた．もっとも，ぼくは本の内容そのものに関する「トンデモ」には興味があったが，経歴の詐称には全く興味がなかったので「疑わしい」というコメント以上の調査はしなかったけれども．ここでも実名を挙げて，「誰の話」とか明らかにしない．興味のある方は本を読んでみてください．宣伝，終わり．

❖

　事ほどさように，ぼく自身は経歴詐称にあまり興味がない．というか，経歴そのものに興味がない．うちの医局員の一人は灘高⇒京大という経歴らし

いのだが，その事実をぼくが知ったのはつい最近のことである．確か面接のときに履歴書も渡されたはずだが，たいてい流し読みで真面目に読んでいない．そもそもぼくに「その手の知識」が皆無なため，参考にならない．なにしろ，神戸に住む以前，ぼくは灘高を共学だと思っていたぐらいで，「うちの娘も大きくなったら灘高とか行くのかなあ」と口にして周りを凍りつかせていた．

　それで思い出したが，ユタ州で集中治療をやっている田中竜馬先生（LDS Hospital）は沖縄県立中部病院，St. Luke's Roosevelt 病院，亀田総合病院と3つの職場で一緒に仕事をしてきた腐れ縁だ．アレも灘高⇒京大なのだ．なので，あの高名な田中先生といえど，どうしてもぼくとしては「要するに竜馬くらいってことだろう」と，"低く（？）" 見てしまうバイアスがかかる（全国の田中竜馬先生ファンの皆さま，ごめんなさい）．

　で，何でぼくは経歴とかに関心が薄いのかと考えてみた．島根県生まれの田舎者でそもそもそういう情報に疎い，ということもあるかもしれない．出身高校が隣町の高校と模試の平均点を毎回争っていて，そういうミミッチイ「俺が上だ，あいつが下だ」の優劣競争に心底辟易していたというのもある．当時，世は受験戦争時代だったのだ．

　しかし，本当の理由は他にあった，と最近気が付いた．実はぼくは小さいころから漫画家になるのが夢だったのだ．藤子不二雄が大好きだった．本書で申し訳ないくらいのアホ漫画を描いているのもその残滓だけれども，とにかくぼくにとって職業といえば，そして "プロ" といえば「漫画家」だったのだ．たぶん，これがぼくの原点だ．

　漫画家というのは実に過酷で苛烈な職業である．こんな厳しい業界に足を突っ込まなくて本当に良かったと，今となっては思う．

　何しろ漫画家は「今」描いている作品でしか評価されないからである．小説家であれば，一回大ヒットを飛ばしたり，何かの賞を取ってしまえば，小説が売れなくてもエッセイを書いたり，テレビのコメンテーターとして生き

ていくことは可能だ．お笑い芸人もそうだろう．しかし，ごくごく一部の例外を除き，漫画家の場合は漫画を描き続ける以外に生きていき，そして評価されていく道がない．大ヒットで印税が入っても，数年経てば，そういうもうけもすぐにチャラになるようだ．

　漫画は進化し続けており，昔の漫画よりも今の漫画のほうが絵もストーリーも圧倒的にクオリティーが高い．皆が手塚治虫の『新宝島』（講談社）をバイブル扱いするが，まっさらな目で今この作品を読むと「古い」としか思えない．絵も稚拙である．当時としては斬新な構図もストーリーも，後進の漫画家がみんなパクりまくり続けたのだから，当たり前だ．後年，手塚が売れなくなって劇画風に走ったり，ブラック・ジャックなどの新機軸を模索せざるを得なかったりしたのは有名な話だ．神様ですら，そうなのだ．「昔の手柄」でトップランナーで居続けることが許されない，昔の技術や知識の維持だけでは生きていけない厳しい世界が，漫画の世界である．

※

　翻って，医療・医学の世界はどうだろう．昔の手柄で偉くなった人は，いつまで経っても偉いままである．知識は時代遅れ，技術は衰え，判断は常にトンチンカンでも，「昔の栄光がもたらした地位（＝タイトル）」だけでチヤホヤされる．そのタイトルは著名な論文執筆かもしれないし，何とか大学の教授になりました，かもしれない．博士号取得や専門医資格かもしれないし，医師国家試験の合格かもしれない．いやいや，18歳＝大学入学自体が，自身のプライムタイム，ということも珍しくない．そういう人は「18歳のとき」以上の努力をせず，パフォーマンスも示せず，そのとき以上のパラダイムシフトも起こせていない……にもかかわらず，現在の地位は安定したままである．医者とは何とお気楽な商売なのだろう．

　ぼくが藤子不二雄のような漫画家になりたいと思ったのは小学2年生くらいのときだが，そのとき以来「今ある自分が自分の全て」というメンタリティーがビルドインされてしまったように思う．誤解してもらっては困るが，ぼくは立派な学校に進学したり，卒業したりすることを悪いことだとは

決して思っていない．学問は素晴らしく，優れた学友や教師との交流も貴重な財産だ．しかし，それが過去のものになった時点で，すなわち学「歴」となった時点で，現在の自分を評価する基準にはなり得なくなる．「10年前にこんな漫画を書いてました」は，「今，目の前にある原稿」の評価に1ミリ足りとも影響しないからだ．

❖

　本稿は，現在日本の医療界に広がるエートスと真逆なことを書いている．だから，多くの共感を得ないであろうことも予想している．しかし，「今，ここ」の漫画的世界は，厳しいが，楽しくエキサイティングな世界である．その眼差しが常に前を向いているからだ．現在志向とは，実は未来志向なのである．

　ここがロドスだ，ここで跳べ．しがらみのエートスから自由になった世界は，一度は体感しておいてよいとぼくは思う．その後，またエートスの世界に逆戻りしても，もちろんそれはかまわないけれども．

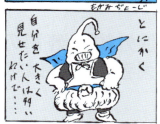
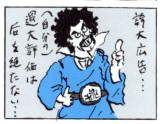
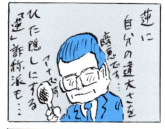
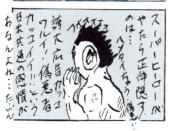

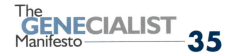

番外編：寿司の技術は1年で学べるか？
医者の技術は？

　堀江貴文氏（ホリエモン）が，寿司職人は数か月でノウハウが学べると発言し，議論になったそうだ[1]．これは興味深い命題だと思う．これをぼくは「徒弟制度は必要か」と言い換えたい．

　よく，「独学か，否か」という質問のされ方をするけれど，本当の意味での「独学」というものは存在しないとぼくは思う．一人で勉強するにしても教科書を読むなどするわけで，その教科書には書き手がいる．間接的には教育を受けているのだ．通信教育はその延長線上にあり，課題に対するコメントなどのサービスが付く．「寿司アカデミー」はさらにそのようなものの延長線上にある．だから，「独学か，否か」はさしたる問題ではない，あるいは程度問題である，と考える．

　問題は，「徒弟制度か，そうでないか」である．この違いは結構大きいとぼくは思う．徒弟制度の最大のメリットは，「地雷踏みゲームの習得」だと思う．

✧

　「寿司アカデミー」は基本的に「塾」と同じである．塾とはどういう場所かというと，「こうやればうまくいく」という最短距離のショートカットを全部教えてもらえる場所である．受験というのは制限時間内に与えられたタスクをいかに十全にこなすか，というタイムリミットのある学習活動だ．そのため，「あれもやってみて，これもやってみて」といろいろな勉強を試しながら最適解を探すといったまどろっこしいことはしない．「こうやればうまくいく．うまくいく方法を習得せよ」が塾の基本戦略である．実を言うと

ぼくは塾に通ったことがないんだけど，うちの学生や研修医たちとの対話からはそうであろうことが推察される（間違ってたら，反証お待ちしています）．

　「アカデミー」も制限時間内にミニマム・リクワイアメントを満たし，客のニーズに合致した寿司を作る技術を伝授してくれるような場所だと認識している．ぼくは「寿司アカデミー」なるものに入ったことはないし，おそらくホリエモンもないと思うけど，おそらくはそうであろう．そういう「ここが正しい道だ」を教えてくれる学習法の最大のメリットは，効率の良さである．最小限，最短の努力で最大限のリターンが得られるのだ．

　で，デメリットは「これをやると地雷を踏む」という失敗のパターンをほとんど教えてもらえないことだ．まあ，コモンな問題についてはFAQ（Frequently Asked Questions）という形で教えてもらえるかもしれない．しかし，たまにしか起きないけれども，こいつを踏んだら極めてリスクの高い地雷については，教えてもらえない．理由は簡単だ．失敗のパターンを十全に教えるのは時間がかかりすぎるからだ．そのためには考えられる全てのパスウェイを教え，その失敗に至る道を教えなければならない．短期間では能率が悪すぎる．だから「成功する一本の道」だけを教えるのがずっと効率的なのだ．

❖

　一方，伝統的な「徒弟制度」では，ありそうな失敗のパターンを徹底的に教え込まれる．それは先代，先々代，さらにはその先代から延々と伝えられてきた，重層感のある失敗のパターンの記録と記憶の伝授である．一個人が「独学」で経験しきれないほどの重要な知見だ．それは繰り返し繰り返し，魂をもって伝えられる伝授だ．

　ぼくは内科研修医1年目（インターン）だったとき，3年目のレジデントからしつこく「オーダーしたラボはチェックせよ（check the lab）」と教えられた．毎日のように言われた．オーダーしたら結果の出た検査は必ずチェックする．異常値は全てプロブレムとして認識する．異常値はいつから

異常なのか，過去のデータと照合する．非常にシンプルな営為である．

　ところが，後期研修医クラスでもこれがちゃんとできていないことが多い．例えば，血小板の異常を見ていない後期研修医は非常に多い．血小板は増加していても減少していても，それは重要な知見であり，いろいろな診断，予後に関する情報を与えてくれる．しかし，多くは白血球と赤血球ばかり見ていて，血小板を無視している．無視していない医者も，その重要性を認識しないのでそのまま忘れてしまう．それが習慣化されているので，いざというときに重要な疾患，例えば血栓性血小板減少性紫斑病（TTP）のような疾患を見逃してしまう．見逃すべくして見逃してしまう．

　これは初期研修医のとき，上級医にこのような「地雷を踏むなよ」というしつけを受けていなかったせいだ．なるほど，知識として「検査をチェックする」はどの医者にとっても常識だろう．しかし，「知識として知っている（knowledge）」と「できる（attitude）」と「やっている（practice）」は同義ではない．これがKAPギャップというやつだ．徒弟制度はこのようなKAPギャップを埋めるのには最適である．アカデミーではKまでしか教えてくれない．いつでもできる，やっている，オレが見ていないところでもやっている，オレがいなくなって，独立してもやっている……こういうレベルでの「失敗のパターン」教育は重層的な教育である．

　寿司ネタの吟味の方法はネットで調べればわかるかもしれない．しかし，一見吟味できるようだけど，実は失敗する……みたいな情報は案外ネットでは見つからない．情報は成功でも失敗でも等しくネットに出ている，という反論もあるかもしれない．だが，そんなことはない．そこには出版バイアスというものも存在するのだ．うまくいった知見のみが論文化され，うまくいかなかった（効果が証明されなかった）研究は論文化されにくく，出版もされにくい．学術集会でも「なんとかが奏効した症例」という通俗的なタイトルはしばしば見るが，「なんとかで失敗した症例」というタイトルにはまずお目にかからない．

❖

失敗は内的に共有される．それが「徒弟制度」の最大のメリットだ．ただし，ぼくは徒弟制度を全面的に支持しているわけでもない．代々伝わる教えが形骸化して意味を失っていることもあるし，そもそも間違いが伝えられて伝言ゲームになっていることも珍しくない．「アカデミー」に対する徒弟制度のメリットは明らかだが，徒弟制度でありさえすればよいわけではなく，そのメリットが保証されているわけではない．

　つまり結論としては「**徒弟制度は必要だ．だが徒弟制度であればよいわけでもない**」．月並みですね．

◆参考文献
1) 新井克弥. 寿司の技術は1年で学べるか？―ホリエモンの提言を考える. BLOGOS; 2016年2月22日.

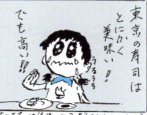
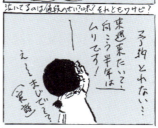
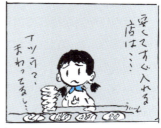
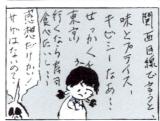

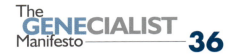

グランド・ラウンズのすすめ

　本稿執筆時点で，専門医制度改革の議論がかまびすしい．特に問題視されているのが内科領域である．もっとも，議論の中心は基幹病院や連携施設といった施設基準の問題である．もっと言うならば各医療機関の医師配置や，地方と都会，大学病院とそれ以外の病院での医師数へゲモニー争いへの問題転嫁である．「専門医としての内科医に求められる力量」の議論は後回しになっている．

　日本内科学会が掲げる内科専門医制度の理念については，ぼくはおおむね賛成である．その目標として，専門研修後の成果（outcome）には「病院での内科系のサブスペシャルティを受け持つ中で，総合内科（generalist）の視点から，全人的，臓器横断的に診断・治療を行う基本的診療能力を有する内科系サブスペシャリストとして診療を実践する」とある[1]．「病院での」とわざわざ断っているのがちょっとなあ，と思うが文章全体は悪くない．悪くないどころか，とてもいい．

　というか，お気付きだろうか．これって本書で展開してきた「ジェネシャリ」そのものではないだろうか．

✣

　日本の臨床領域でぼくが特に弱いと感じているのが，内科領域である．その理由はいくつもある．外的説明能力が低い（うちの医局ではこうなってます），EBMが上手に運用されていない，製薬メーカーとの適切な関係が保てていない（利益相反），診断が苦手，ポリファーマシーに流れがち……と問題点を挙げればきりがない．

そうした数ある問題の一つに「自分目線で考えすぎ」というのがある．どのような問題も自分の専門領域の鑑別ばかりを考えすぎ，それ以外は全て捨象される．専門領域外の診療はやっつけ仕事になる．あるいは診療を拒絶する（オレは○○科なので，××の患者は診ません）．他科へのコンサルテーションも丸投げになりがちで，他領域の問題について積極的に学ぼうとしない．

　「自分目線」でものを考える癖がつくと，その考えのフレームの外に出られなくなる．「井の中の蛙」だ．他者の目線・考え方を積極的に取り入れる好奇心を持てば，自科の診療でのイノベーションやパラダイムシフトも起こりやすい．他者へのまなざしがしっかりしており，その価値観を尊重できれば真の意味での多職種連携も成り立ちやすい．

　リソースに乏しいセッティング，例えば診療科の少ない小規模病院やへき地においてもジェネシャリが活躍する可能性は高い．「私は左の小指しか診ない」というスーパースペシャリストは活躍しづらいのだ．

　専門性が先鋭的な大学病院や各種「センター」でも同様である．がんセンターの患者でも，めまいや不安，不眠や便秘，その他もろもろの問題は起きる．「センター」にあらゆる領域の専門家をそろえておくのは不経済である．コモンな問題，当直時に発生しやすい問題などは，全ての内科医が全領域においてきちんと対応できるのが望ましい．

　なぜ専門医制度改革が必要かというと，今の日本の専門医の臨床能力が低いからである．内科の全科当直もできないような内科医が珍しくない．こういう現状は打破すべきだ．よって，現在の内科専門医の価値観を基準に専門医制度を整備してはならない．苦い現実を直視し，現状維持の圧力を排さねばならない．内科学会の理念は実に正しい．だから，施設基準など「箱」の問題に引っ張られ過ぎて理念そのものを引っ込めることがないよう，できるだけプラグマティックに実務部門の柔軟性を保ってほしい．

✢

　専門医教育を受けるのに5年間もかかるのがけしからん，という意見が

ある.「モラトリアム」だというのだ.

短見である.

現在の医学生は,かつてと異なり忙しい.たくさんの「医師として必要な」教育を受けている.まだまだ発展途上な医学部教育だが,10年前,20年前よりもずっとましになっている.10年後はさらによくなっているだろう.

翻って,われわれの医学部時代はどうか.面白くもない講義が連続し,それすら出席しないで部活動だけに熱中する不真面目な学生は多くなかったか.見学,見物に等しいポリクリばかりではなかったか.学部の6年間を「モラトリアム」で過ごしていたのがわれわれの世代ではなかったか.初期研修制度ができてから日本の若手医師の臨床力は,あらゆる意味でかつての若手よりも優れている.それでも内科診療力はまだまだだ.だから10年後は「昔の内科医っていけてなかったけど,だいぶましになったよな」と振り返る時代であるべきだ.

内科学会の理念は素晴らしいと褒めたけれども,内科学会の現状は悲惨としか言いようがない.学術集会での発表は質が低過ぎて座長をするのがつらい(例外はあります).タッチアンドゴーのスタンプラリーとしてしか存在理由を求めていない「専門医」も多い.

さて,内科学会や専門医制度といった「上」の話は置いておいて,各医療機関にぜひ採用してほしい習慣がある.M&M(morbidity & mortality)とグランド・ラウンズだ(grand roundsは必ず複数形にしろ,というコメントを聞いたことがあるが,いろいろ調べるとgrand roundと単数で使うことも多いみたいですね).

内科医全てが講堂に集い,各スペシャリストが他領域の内科医にレクチャーをするのは実に素晴らしい習慣だと思う.ぼくは「アメリカでは」という言い方を好まないが,よい習慣は輸入すべきだ.朝やっているのも好ましかった.日本ではなぜ疲れて集中力の落ちた夕刻に講演や会議をやるのか,ぼくにはいまだに理解できない.これじゃ育児中の医者は参加したくて

もできない．一億総活躍社会はどこいった？

内科学会でもスペシャリストが先鋭的な講演を行うが，カッティングエッジ過ぎて一般医には「使えない」．よって，物知りにはなれるかもしれないが，明日からの診療は変わらない．

しかし，血液内科医に「ぐっと質の高い血算の読み方」とか，呼吸器内科医（など）に「本当にふか～い血液ガスの読み方」とか，循環器内科医に「ひと味ちがう心電図の読み方」とかを学ぶと，それはジェネシャリの横の幅にぐっと厚みを加えてくれる．「ジェネラリストもこの辺までは上がって来いよ」という「基準」も示してもらえる．惰性に流れがちな一般診療に喝を入れてくれる．

ジェネシャリの大切な要件は「他者の言葉」への感受性だ．その道具として，グランド・ラウンズはかなり役に立つツールなのだ．施設基準にこういうソフト面の充実も求めたい．

◆参考文献
1) 一般社団法人日本内科学会. 専門研修プログラム整備基準（内科領域）. 2015.
http://www.naika.or.jp/jsim_wp/wp-content/uploads/2015/08/2015-program.pdf

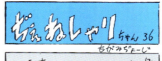
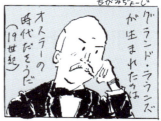
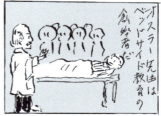
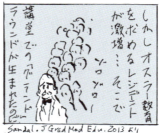
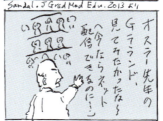

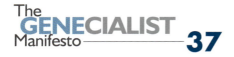

専門医教育と専門医の在り方
―― ついでにやらないために

　専門医制度改革と言っても，各診療科によって事情は異なる．全科を網羅的に把握しているわけではないので，自分の周囲についてのみ言及しておきたい．「うちの科はそんなじゃないよ」というご指摘は歓迎します（教えてください）．

　内科系の専門医資格は比較的取りやすいと思う．だから，諸外国と異なり，日本ではたくさんの専門医資格を有している医師が多い．もちろん，中には超人的な頭脳と努力でそのようなマルチな資格の所有者になっている方もおいでだろう．しかし，資格取得のハードルが低すぎて容易に取得できるという側面も否めない．

✥

　厳密には「専門医」ではないが，一番象徴的なのが Infection Control Doctor（ICD）である．3回講習会を聴けば（聴かなくても），あとは書類その他で取得の超お手軽な資格である．運転免許だってもっと取得は難しい．感染関連の医療者の資格，ナース（CNIC），検査技師（ICMT），薬剤師（PIC）に比べてもユルすぎる．「ICDはいるんだけど，うちの感染対策はイマイチで……」という不可思議なコメントが全然不可思議でないのが日本の現状だ．

　日本感染症学会感染症専門医資格も，ICDほどひどくはないが，相当ユルい．2007年までは研修でさえ必須ではなかった．研修義務化の後もその内容は担保されておらず，われわれがランダムにピックアップした施設で行った質的研究では，後期研修医がきちんと毎日指導されていない施設も多いことが推察された[1]．「困ったら電話してね〜」で研修医を放置している施設

もあった．

　あとはお決まりの書類と学会費，簡単な試験である．感染症専門医は「ついでに取れる専門医資格」と思われている節がある．

❖

　それより問題なのは，二階建制度の一階である．感染症のプロになるには，まず全身を診ることができねばならない．感染症に見えてそうではない「感染症ミミック」も峻別できねばならない．ベッドサイドで診察ができない医師は論外だし，不明熱患者で「自分の臓器」の病気しか想定できない医師も論外だ．

　しかし，二階に位置する日本感染症学会の下には内科や外科，小児科学会とは別に「日本医学放射線学会」「日本皮膚科学会」「日本臨床検査医学会」「日本眼科学会」「日本産科婦人科学会」「日本脳神経外科学会」「日本病理学会」「日本リハビリテーション医学会」「日本耳鼻咽喉科学会」「日本精神神経学会」「日本泌尿器科学会」「日本麻酔科学会」といった学会が連なる[2]．「全身を診る」能力が担保されているとはとても言い難い．いったい何なのだ？　と思う．

　感染症の専門家は微生物の専門家と同義ではない．微生物は感染症の原因だが感染症そのものではない．スタート地点は患者である．患者を診察できなければ，感染症のプロとはとても言えない．カルテと培養結果を見て，「○○マイシン使っといたら」みたいな助言をするのは感染症のプロではない．

❖

　事ほど左様に，日本では臨床のプロのレベルが専門医資格の所有をもって担保されていないことがある．少なくとも感染症専門医についてはそうだ．学会専門医の問題は，各学会のヘゲモニー争いや利権に専門医資格が利用されていることにある．アメリカでは感染症専門医になれるのは基本的に，内科か小児科の研修を終えた者だけである．アメリカの制度にせよと言っているのではない．しかし，眼科医や皮膚科医がそのまま感染症の専門家になれ

る，という現状はとてもプロの能力を担保しているとは言い難い．

　しかし，「眼科学会」や「皮膚科学会」を一階から外せという話になれば，学会の眼科医や皮膚科医のグループから強力な反対意見があがるだろう．専門医の能力よりもヘゲモニーのほうが大事だからだ．換言するならば，患者よりも自分たちのほうが大事だからだ．学会と専門医資格を切り離さねばならない，という現在の専門医制度改革の骨子は正しいのである．

※

　誤解してはならない．ぼくは眼科医や皮膚科医が感染症のプロになってはいけない，と主張しているのではない．眼科医や皮膚科医が感染症専門医（どんな感染症やその周辺疾患とも対峙できる医師）になるためにはそれなりのトレーニングが必要なのである．「全身を診る」トレーニングが．

　だから，うちの後期研修医には耳鼻科専門医がいる．彼は3年間，うちでトレーニングをして感染症のプロとなるべく日々奮闘している．内科や総合診療といったバックグラウンドを持たずに感染症のトレーニングを受けるのは大きなハンディキャップであるが，それを能力と努力で必死にひっくり返そうとしている．

　彼はすでに二階建制度の恩恵を受けて感染症専門医資格を持っている．しかし，彼に「感染症のプロ」という自覚はまだない．それがどれだけハードルが高い存在か，指導者たちを見てよく認識できているからだ．感染症のプロとしてどこの病院でも（たとえ国外でも）独り立ちでき，指導者のスーパービジョンがなくてもスタンドアローンで活躍できるプロが，ぼくらのめざすプロだ．「資格」がその能力を担保していないことは，彼が一番良く知っている．

　眼科医や皮膚科医が感染症のプロになるのは大歓迎だ．しかし，それは内科医や小児科医が感染症のプロになるよりずっと難しく，非常に高いハードルなのである．内科医が眼科医や皮膚科医になるのと同じくらい高いハードルだ．専門医は，「ついでに」取れる資格であってはならないのだ．専門医資格が医師のハードル，レベルそのものを下げている一例である．

✥

　「ついで」の視線が質を下げる事例はいろいろある．例えば，「総合診療科」が実は内分泌や腎臓，膠原病のドクターの混成部隊から構成されている事例をぼくはよく見る．総合診療のトレーニングゼロで「総合診療科」のトップに据えられている事例もある．この「ついで」の視線が，日本の（少なくとも一部の）臨床の質に暗い影を落としているのではないだろうか．それを放置・放任・看過しないところから，まずは始めるべきなのだ．

◆参考文献
1) Iwata K, Doi A. A qualitative study of infectious diseases fellowships in Japan. Int J Med Educ. 2016; 7: 62-8. [PMID: 26896873]
2) 日本感染症学会．感染症専門医二階建制度合意に関するお知らせ．2006.

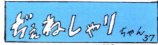
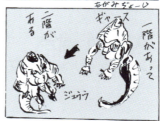
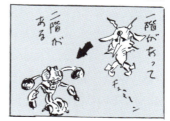
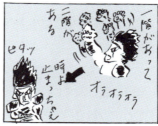
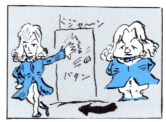

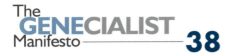

"ABIM 論争"に見る専門医制度とジェネシャリストの生涯学習について

　米国では専門医制度と学会が切り離されており，専門医資格が，学会にひざまずく医師への「ご褒美」にならない配慮がされている．内科領域であれば，ABIM（American Board of Internal Medicine）がその制度設計をなしている．学会の利益相反とは独立した立場で，質の高い専門医を認定するABIM．その気高い理念と実行力のため，米国医学界はABIMに対して大いに敬意を払っていた．

　しかし，このABIMが最近，ケチョンケチョンに批判されている[1]．

　米国における専門医の歴史は長く，南北戦争時代にまでさかのぼる．医師は他者から独立したオートノミーを持っており，通常であれば犯罪的な行為が正当なものとして認められている．他者に衣服を脱げと言い，頭頂部から陰部，肛門に至るまで患者の観察と触診を認められ，毒になり得る薬を処方でき，メスで体に傷を入れる．

　その正当性を裏付けるのは，医師の能力（コンピテンシー）である．医師の能力を担保するにはどうしたらよいか．米国医師会（AMA）は葛藤したのである．

　そこでできたのが専門医委員会であり，これは1920～30年代のことであった．ABIMが設立されたのは1936年．AMAとも米国内科学会（ACP）とも，他のどの学会とも独立した存在である．ABIMは内科系の全ての専門医試験を作成し，審査する．

　かつては，専門医試験は一回きりで，合格すれば生涯の専門医資格を保証

するものだった．しかし，医学の進歩は早い．20年前の専門医試験の合格は，現在の医師の能力を担保しない．よって，ABIMは10年ごとに資格の再認定（re-certification）を求めるようになった．これは1990年代のことだ．

ぼくも米国の内科専門医や感染症専門医資格を持っているから，この再認定試験を受けた．特に内科領域は普段のオン・ザ・ジョブな研鑽では知識が時代遅れになりがちだ．だから，こうした10年ごとのレビューは自分に課すトレーニングとしては適切なものだとぼくは思う．

しかし，このへんからABIMはおかしくなる．このころ起きたのが，医学教育領域の研究の進歩だ．研究の結果，医師のコンピテンシーは単に知識があるだけでは不十分と考えられるようになった．コミュニケーション・スキル，チームワーク，患者の安全などたくさんのアイテムが医師の能力に関与する．

そのため，2000年から導入されたMOC（Maintenance of Certification）プログラムは，単に10年ごとの知識テストだけではなく，複合的コンピテンシーの保証を要求するようになった．実診療のデータをまとめて"診療の質"改善を行わせるなど，たくさんのデューティーを課すようになったのだ．その結果，多忙な医師たちはさらに多忙になった．このような足かせを嫌い，MOCプログラムは不人気となった．ぼくも"自分の診療改善"のためのアンケートを作り，フィードバックをもらうといったMOCプログラムに忙殺された．

確かに理念的には素晴らしい試みだが，理念が先行し過ぎてtoo muchな印象を持った．MOC基準はどんどんハードルを上げ，現場の医師にはますます不人気となった．ブログや専門誌でABIMに対する批判が相次ぎ，The New England Journal of Medicineのような一流誌ですらABIMを公然と批判するようになった．

結局のところ，ABIMの蹉跌は，医学教育の専門的知見で頭でっかちになりすぎた"教育専門家"たちが「よい専門医と判定すること」を「よい専門医でいること」よりも優先させてしまったことが最大の問題だった．たくさんのタスクを課し，頻繁にテストを重ねれば，専門医のコンピテンシーを判定する能力は学問的には高まるだろう．しかし，MOCプログラムに忙殺された医師たちが，日常診療すらまっとうに行えなくなれば本末転倒．

　一般的に教育専門家は"評価"を過大評価して，評価にかかる"時間的，労働的コスト"を無視しがちだというのがぼくの一貫した意見である（第33章参照）．ABIMはそのわなにハマったのだ．

　ただし，ここからがABIMの偉いところである．ABIMのメンバーは伝統的にアカデミック領域での業績を基に選ばれていた．が，このスキャンダルを受けて，現場のたたき上げで数十年，診療一筋のRichard J. Baron氏をABIMはトップに選んだ．彼はすぐさまABIMを代表して謝罪の手紙を書き，過去のABIMの過失を認め，改善を約束し，評判の悪かったMOCプログラムのいくつかを中止した．このへんの現状認識力，反省力，改善力はアメリカの偉いところだとぼくは思う．認識，反省，改善よりも場の空気を穏やかにすることばかりに腐心する日本の諸組織とは大きく異なる．

　生涯教育は，言うは簡単だが行うは難しい営為である．特に「ジェネシャリ」としてオールレンジで勉強を続け，かつ自分の専門領域の先端性を保ち続けるのは至難の業だ．だからこそ，そのような困難な学習はより効果的に行われるべきだ．

　「効果的」という言葉には「効率性」という観点も当然含まれている．忙しい診療をスポイルすることなく学び続ける工夫が，個々人の医師，そして各組織両方に必要なのである．

　ABIMは現場で教育する，教育を受ける医師たちの最大のサポーターであるべきだ．あれをやれ，これもしろ，と過大な要求を重ねて研修医や指導医や医療機関を困らせるべきではなく，「おかげさまで，楽に知識や技術をメ

ンテできてますわ．ありがと」と言われる存在たるべきなのだ．

　もちろん，日本でも同じ理屈は通用する．

◆参考文献
1) Bob Wachter. The ABIM Controversy: Where the Critics are Right, Where They're Wrong, and Why I Feel the Need to Speak Out. Wachter's World.

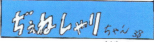
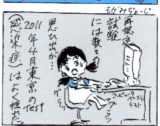
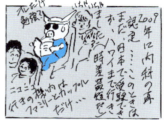
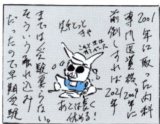
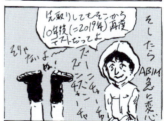

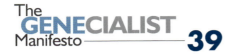

進歩の原理──生涯学習の態度と方法

　ジェネラリストよりも，スペシャリストよりも，「ジェネシャリ（ジェネシャリスト）」のほうが医師のモデルとしてふさわしいという話をずっとしている．しかし，言うはやすし．行うは難し．ジェネシャリになることも，そうあり続けることも簡単ではない．
　これは生涯学習の問題だ．
　医学は進歩していく．細分化と情報増大が著しい医学の世界は"肥大"していると言ってよい．かつて見えていたはずの医学・医療の進歩の境界線は，はるかかなたの見えないところにある．
　全領域において全ての医学知識をカバーするのはとても不可能であり，それを目標にすべきではない．いわゆる"ジェネラリスト"だって（かつて多くの若手医師がそうなりたいと憧れたように）"何でもできる"わけではない．ジェネラリストであってもスペシャリストであっても，知識と技術が包括する範囲は，自分の診療環境にフィットしたものに限られる．悪性リンパ腫の最新の分類を暗記し，スワン・ガンツ・カテーテルをやすやすと入れるジェネラリストは稀有だろうし，そういう人をジェネラリストとは呼ばないだろう．

✣

　そこで生涯学習である．"肥大"し続ける医学の世界で，いかに勉強を重ねて進歩し続けることが可能であろうか．
　一つは，「ノウハウ型」（＝回答型）のアタマの使い方から，「質問型」のアタマの使い方に変換することである．

世の中は 2 つに大別できる．私の知っていることと，知らないことだ．私の知っていること，つまり「ノウハウ型」の知の体系内で勝負している限り，経験が重なっていけば学ばなければならないことは減っていく．研修医のときは薬の名前や投与量，輸液の使い方を覚えるのに四苦八苦したけれども，経験を重ねていくうちにそういうことはソラでできるようになる．言い換えるならば，"知っていること"は洗練されていく．

　日本人の学習法は基本的に「ノウハウ型」だ．こういうときはこうすればよい．ああいうときはああすればよいという know how，あるいは do how の積み重ねだ．この型を覚えると日常診療は楽になるし，経験が長くなればさらに楽になる．経験値依存型の知の体系なので，年長者は年少者よりも常に偉い．「こういうときは，こうするものよ」と言えるパターンを多く持っている者の勝ちだからだ．卒後年数をすぐに知りたがり，「どちらが上から目線で物を言えるか」確認したがる日本の医者ムラは，ノウハウ型の診療が幅を利かせている結果とも言える．

　ノウハウ型の知の体系であれば，年長者になればなるほど勉強するインセンティブを失ってしまう．だから勉強しなくなる．日本の多くの医者が，年齢が上がれば上がるほど勉強しなくなるのは，このためだ．

　しかし，"知っていること"ではなく"知らないこと"にウェイトを置く質問型のアタマであれば，経験値が無勉強を促すことはない．経験を積めば積むほど，患者の観察が細かくなり，これまで読み飛ばしていた疑問に対して，より自覚的になれるからだ．臨床医学において，わからないものはたくさんある．例えば，「尿酸値が高ければアロプリノール飲ませとけ」だったのが，「アロプリノールが患者に何をもたらすのか」というさらに高次の質問に転化できるわけである．

　質問型の知の体系はインターネットによるデータベースへのアクセスによって実践が可能になる．これが EBM の要諦だ．日本で EBM が実践されにくい障壁は 2 つある．一つは英語力のなさ．もう一つは質問型メンタリ

ティーのなさである．「風邪にはフロモックス®使っとけ」みたいなノウハウ型の知の体系からでは，EBM はスタートのしようがないのである．

　ただし，このような質問型の知の体系は，ともするとオン・ザ・ジョブのトレーニングの中では"自分の周辺"の知の体系に小さくまとまりがちだ．それにたとえ質問型のメンタリティーを持っていても，それを EBM や研究を駆使してアンサーすることの繰り返しでは，それもまた一つの「ノウハウ」の型にはまってしまう．「わからない→調べる→わかるようになる」という型も一つのノウハウだからだ．

❖

　さらに大きな枠でジェネシャリとして生涯学習をするためには，もっと広い体系で勉強する必要がある．学術集会や各種の講習会はその一助となろう．

　ただし，こういうのは緩い．居眠り OK，内職 OK，スマホいじり OK で，学びの評価もない．"ゴリゴリと勉強する感じ"はないので，どうしても自分に甘くなりがちだ．年をとってくるとどんどん自分に甘くしてもよい言い訳を思いつく．記憶が劣化し，各種能力が衰えていく中では，若い時以上の努力と工夫が必要なのに．

　その克服法として，学習活動にプロダクトを作る義務を課すというものがある．昨年，ぼくは感染症数理モデルの講習に参加したが，これがそのようなスタイルだった．10日かけて数理モデルを勉強し，自分でモデルを作ってみる．アウトプットがあるとかなり真剣に勉強しなければならない．

❖

　もう一つ克服法があり，それは前章で述べた再認定試験（re-certification）である．体系的に全部学び直すのだ．悪性リンパ腫の分類とか（こだわるなあ）．ABIM は批判されても再認定試験はやめないでほしい．日本の専門医制度でも定期的な再認定試験を生涯学習として課すべきだ．

　大人の勉強は弛緩型になりがちだが，時々は集中型にしたほうがよい．ゴ

リゴリと受験生のように勉強するのだ．そこで，ぼくは各種試験を年に2回程度，自分に課すことにしている．それは専門医試験だったり，語学の検定試験だったりする．このような足かせがあれば，怠惰な自分でもゴリゴリと勉強せざるを得ない．むろん，そういう足かせがなくてもゴリゴリ勉強できるのが本当は素晴らしいのだろうけど．

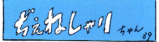
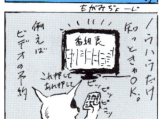
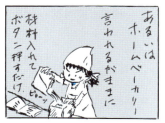
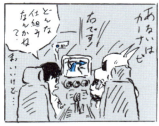
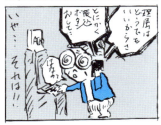

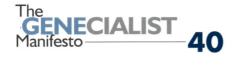

日本の医者の"無敵感"
——その1　反省のない文化

　　　相手が勝ち誇ったとき，そいつはすでに敗北している
　　　　　　　　　　　　　　——ジョセフ・ジョースター
　　　　　　　　〔荒木飛呂彦『ジョジョの奇妙な冒険』（集英社）〕

　医者の世界は"無敵感"に満ちている．最近，痛感したのは第65回日本化学療法学会の会長挨拶．一部だけ引用する[1]．

> 1990年代後半から現在まで，外科領域では耐性菌はほとんど問題になっておらず，また，現在のような *C. difficile* 腸炎は全くと言っていいほど発症していませんでした．このような耐性菌の状況は多少の違いはあれ，日本の全ての医療分野でも同様であろうと考えます．当初，恐れられていた VRE も未だに低率のままです．唯一，黄色ブドウ球菌に占める MRSA の割合が欧米諸国に比べて高いことが指摘できますが，果たしてこの数字が何を意味しているのかははなはだ疑問です．臨床的に考えても，医療関連型 MRSA の市中感染が多い欧米に比べれば日本では MRSA は極めて低率といえます

　ぼくは1990年代以降のMRSA腸炎に関連する論文を全て読み込み，MRSA腸炎の存在を証明したデータが一つもなかったことをすでに指摘している[2]．あるのは，抗菌薬を出した，下痢をした，便からMRSAが生えたという前後関係の羅列ばかりである．*C. difficile* 腸炎も構造的に見逃され続けていた可能性が高い．

MRSA腸炎が存在しない，という「悪魔の証明」はできない．しかし，あれだけの騒ぎが「日本でだけ」発生し，それが消えていった謎に対して，ろくに検証もせずに万々歳を決め込む"無敵感"には納得がいかない．

❖

　予防接種法が施行されたばかりの1950年ごろは，予防接種の副作用は「存在しない」ことになっていた．もし不測の事態が起きたときは被接種者の「特異体質」と片付けられていた．当時からこの無敵体質はあったのだ．
　もちろん，患者にアレルギーがあることを特異体質と片付ける欺瞞は今では許されない．しかし似たような事象は21世紀の現在にも残っている．感染管理系の講演をすると「うちでは感染症，問題になってないんですけど」というコメントをよく聞く．「問題だと認識されていない」のが最大の問題なのだ．血液培養を取らなければカテ感染は認識できない．認識できなければ，「起こっていない」．
　東日本大震災後の被災地での診療で処方された抗菌薬は，ほとんどが不適切であったことがわれわれの調査でわかっている．この発表に関して多くの批判が寄せられた．いわく，「ボランティアでやってきた献身的なドクターたちに失礼な発表だ」「内科医や小児科医だけではなく，整形外科医なども参加していたわけで，気道感染症に抗菌薬が出されていたという事情もある」「レントゲン等の検査のできなかった環境下で，診断が間違っていた可能性もある」云々．

❖

　われわれはそのような指摘について，当然あらかじめ考慮に入れている．患者から「抗生物質くらい出してください」と要望されたら断りにくかったなどという諸事情もあっただろう．だから，「ある程度」の無意味な抗菌薬処方は社会的に許容せざるを得ないとすら思う．
　しかし，である．何千という抗菌薬処方の大多数（8割以上）が不適切（inappropriate）であり，かつ許容範囲内（acceptable）ですらなかった事

実を,「仕方がない」と諦めるつもりはぼくにはない.そもそも上記の問題は被災と関係ない日常診療でも付きまとうものではないか.加えて言うなら,次に大きな災害が起きてもわれわれは同じような誤処方を繰り返し,「みんな一生懸命だったから仕方がない」と嘆息する気なのだろうか.

❖

　もしサッカーチームが負けた時「いや,アウェーだとレフェリー厳しいし」「グラウンドの環境がまずかったし」「けが人が多くて」「応援も少なかった」,だから「負けても仕方なかった」と総括したら,ファンは絶対納得しないだろう.そういうものは全て,織り込み済みにできる,すなわち予見可能なリスクである.そういうリスクをも凌駕しないと国際大会では勝てないからだ.
　被災地で検査もままならず,専門外のドクターが集まり,多々の制限が生じる中で診療をする.だから何だと言うのだ.これらは予見できるリスクである.「不適切処方の削減を諦めて良い言い訳にする」のか,「克服すべきチャレンジとみなす」のかは,われわれプロ次第ではないのか.
　われわれが向くべきは仲間のほうではない.「みんな,がんばってるんだから文句言うな」ではない.目線は社会と患者に向かうべきだ.「今は震災後なのでわれわれの出す抗菌薬はほとんど間違ってますけど,それでいいですよね」と国民に言えるのか.ぼくは言いたくない.

❖

　誤用の抗菌薬はほとんどが急性上気道炎に対してだった.被災地でなくても,急性上気道炎の診断は血液検査や画像検査なしで行われる.「被災地だから」は言い訳にはならない.
　それに抗菌薬処方は必ずしもリスクヘッジにならない.水の安全もままならないときに抗菌薬関連下痢症が発生したらどうなるのか.アナフィラキシーが起きたらきちんと対応できるのか.被災地だからこそ,適切な抗菌薬使用は必然である.少なくとも,大多数の抗菌薬処方は適切であるべきで,

やむを得ない社会的不適切処方は「例外」たるべきだ.

なぜ，医者は反省しようとしないのだろう．自分のやっているプラクティスを正当化してしまい，反省することを敗北することと勘違いする．反省は敗北ではない．根拠のない無敵感こそが，敗北と同義なのだ．

この話はもう少し続く．

◆参考文献
1) 第65回日本化学療法学会学術集会会長挨拶．
2) Iwata K, et al. A systematic review for pursuing the presence of antibiotic associated enterocolitis caused by methicillin resistant Staphylococcus aureus. BMC Infect Dis. 2014; 14: 247. [PMID: 24884581]

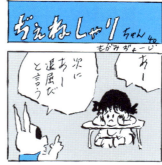
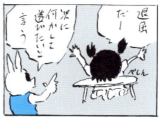
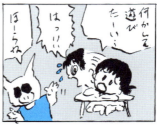
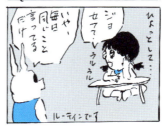

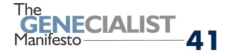 **41**

日本の医者の"無敵感"
――その2 M&Mのすすめ

　ぼくは2004年に中国から帰国した．アメリカと合わせて6年間日本を離れていたわけだが，帰国して驚いたことの一つにM&Mの欠如がある．「岩田先生，M&Mは日本の文化に合わないんですよ．行うのは無理です」と言われて二度驚いた．

　M&M（Morbidity and Mortality）conferenceは病棟で患者が急変して亡くなったり，ICUに運ばれたりしたケースを分析し，検証するカンファレンスだ．アメリカでは普通に行われていたし，沖縄県立中部病院（OCH）でもやっていた．

　今でも忘れられないが，OCHの伝説的存在で誰もが知っている外科医がオペ適応を間違えたことがある．カンファレンスでは血気盛んな若手外科医が「あれは開けるべきじゃなかった」とレジェンドを一刀両断していた．レジェンドも「オレが悪かった」と頭を下げていた．これは本土ではまず見ない光景だ．アメリカでは「no blame, no shame」という建前を取るので，OCHの当時の外科のように面と向かって相手を非難，または下克上ということはしない．

✥

　スタイルに違いはあるものの，OCHとアメリカに共通するのは「失敗から学ぶ」「失敗を直視する」という姿勢である．失敗を直視するから改善策は見つけられる．失敗はあり得ないと決めつけてしまえば成長も改善もあり得ない．

　M&Mは日本の文化に合わないのではない．日本の「医者文化」に合わな

いだけだ．その証拠にトヨタはちゃんと M&M に当たるものをやっている．「カイゼン」という名前で．カイゼンは現状の問題を把握して初めてできる．失敗の原因を探求し分析せずして，失敗を回避し克服することは絶対に不可能だからだ．聞くところによると，トヨタは問題が生じたときになぜその問題が起きたのかを 5 回は繰り返して検討するという[1]．

　失敗を直視せず，改善をしない．これは「医者文化」である．繰り返すが，「医者」文化だ．「医療文化」ですらない．その証拠にインシデントが起きればナースはちゃんと報告している．しないのは医者だけだ．インシデント・レポートは始末書ではないから，反省しようがしまいが起きたことは報告すべきなのだが，日本の医療現場ではインシデント・レポートは始末書と解釈されている．反省や謝罪を医者は嫌うから，そういうものは提出しない．

　というわけで，失敗を認め，反省し改善するという文化は日本にもある．医療現場にもある．ただし，医者にはない．

　ディオバン®事件で臨床試験データの捏造が行われたが，研究者の一人は日本循環器学会の代表理事になっている[2]．こんな馬鹿げた無責任体質もないだろう．日本化学療法学会など 8 学会がまとめた抗微生物薬適正使用推進委員会の委員長に任命されたのは，ぼくが出している出版物の販売を学会大会長の権限で停止させた人物だ[3]．このような不祥事を起こしてもすぐに要職につけてしまうところが業界の内向き，無反省，無敵体質を象徴している．

　医者の無敵体質は別に学会のような高いレベルのところにあるとは限らない．ソーシャルメディアでは自分の科がいかに素晴らしいか，という自画自賛のアピールが多い．これはどちらかというとスペシャリストに比べてジェネラリストに多い傾向だ．「家庭医には○○医にできない△△ができる」みたいな言い方だ．

なぜジェネラリストにこういうコメントが多いかというと，スペシャリストはもともとスタンドアローンで縦割りの存在だから「他者との比較」そのものに意味を感じていないからだ．比べるとすればせいぜい年収やライフスタイルといったささいなことだろう．形成外科と眼科の比較は，ピアノの演奏とゴルフプレーの比較みたいなもので，成立し難いのだ．だからスペシャリスト集団もまた，言明しないだけで無敵体質には染まっているのだろう．

　日本のジェネラリストの多くは，自分たちが不遇をかこっており，他科の医者よりも不当に評価されていると思っている（その見解は多くのセッティングにおいては正しい．ジェネラリストに「ついでに」なれると信じこんでいる病院幹部は多い）．だから他者との比較を苛烈に行い，他科をこき下ろし，そのついでに自科の優位性をアピールしないではいられないのだ．これも一種の無敵体質である．「家庭医ってここが弱いよね」という内省的なコメントは稀有である．そういうコメントを残すと，「弱みを見せた」と思われるのだろうか．

　ぼくは本書でずっと二元論の克服をめざしているので，「家庭医には○○医にはできない△△ができる」みたいな二元論丸出しのステートメントはよくないと思っている．それにこのような無敵体質がとても危険な体質であることはすでに述べたとおりである．

　感染対策が「できている」という病院は，100％できていない病院だ．「できる」の基準が低いからだ．無敵体質は実は弱さの表明だ．「できていない」とカミングアウトする病院のほうが，感染対策はわりとよくできている．

　他者との比較や無敵感と無縁でいるために，やはり便利なのが"ジェネシャリ"である．一元論になれば比較優劣の問題は消失する．「△△ができる・できない」問題の克服にも，縦にも横にも相対的に自己評価できるジェネシャリのほうが便利だ．ジェネシャリには一本の突き抜けた得意分野があり，それに比べれば他は全て「できていない」からだ．さらに，ジェネシャリなら前章で言及した震災時の抗菌薬適正使用問題も解消できるだろう（み

んな学ぶから）．結構な話ではないか．

◆参考文献
1) 伊藤精一.『五なぜの法則』. 2011.
2) m3.com. 循環器領域の未来，楽観視できず. 2016.
3) 日本化学療法学会. 抗菌薬の適正使用に向けた8学会提言. 2016.

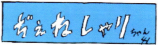
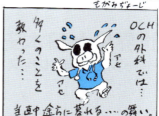
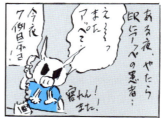
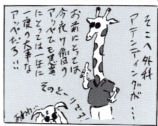
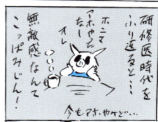

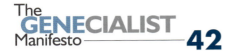

世界史と日本史
──ジェネラルとスペシャル

　恥ずかしながら，世界史の講義を取ったことがなく，本当に情けないくらい世界の歴史を知らなかった．日本史も非常に不真面目にしか勉強しておらず，こちらについても恐ろしく無知だった．昔，ぼくはノモンハン事件と日露戦争を取り違えたことがあった．そのくらい無知だったわけで，そのデタラメっぷりがよくわかるだろう．

　しかし，最近わかってきた．歴史の勉強は非常に役に立つ．なぜなら，過去を学ぶことで未来を予測できるようになるからだ．

　別にそんなに大げさな予測ではない．例えば，「新薬は発売されてしばらく経ってから，第Ⅲ相試験までに発見されなかった思わぬ副作用が見つかることが多い」のは一般法則として過去から学ぶことができ，そしてこの一般法則は将来新発売される薬にもアプライできる．Trovafloxacin（日本未発売），ガチフロキサシン（ガチフロ®）の経口薬，テリスロマイシン（ケテック®）など，世に出てから大きな問題が露見して撤退する薬は少なくない．

　だからぼくは発売されたばかりの薬には，「その薬にしかないプロパティ」が「どうしても必要」なとき以外は手を出さない．そして，「どうしても必要」なシチュエーションはめったにない．だからぼくは，新薬にはほとんど手を出さない．

　HIVに対する治療薬，ドルテグラビル（テビケイ®）が2014年に発売されたとき，日本でもアメリカでも，この直径約9.1 mmと小さい薬に飛びついた．多くの患者には「この薬にしかないプロパティ」が必須ではなかった

のだが,"飲みやすい"とか"耐性が出にくい"みたいな理由で,どんどん既存薬から切り替えられた.ぼくのところには担当MRが連日やってきて,「こんな新しいデータがある」とか「こんな非劣性試験がある」とぼくを説得しようとした.

でも,ぼくはこの薬について「わかっていること」ではなく,「まだわかっていないこと」を根拠に手を出していなかった.だから彼の説得をほとんど無意味に感じていたが,そのことは彼には理解してもらえなかったようだ.

発売してから1年もたつと,この薬は精神・神経系に副作用を生じることがわかってきた.ぼくの元に来たある患者は,あれやこれやのさまざまな不定愁訴を持っていたが,テビケイ®を止めて既存の抗HIV薬(ほとんど副作用について知り尽くされている,「歴史の重み」のある薬)に替えたら,そういった諸症状はゼロになった.テビケイ®の添付文書が改訂され,精神・神経系の副作用に記載が増えたのは,2016年6月のことだ.

この未来予測に,特別な知性は必要ない.ただ,医薬品の歴史をちょっと丁寧に振り返ってみればすぐわかることだ.しかし,その「ちょっと振り返る」ことがなされていないために,日本ではどの領域においても,新薬が発売されると,信じられないくらい爆発的に良く売れる.

まあ,そんなわけでぼくは割と真剣に世界史や日本史を勉強するようになった.その結果,『新通史 日本の科学技術』(原書房)というシリーズに日本の感染症対策の歴史をまとめる機会を得たし,『サルバルサン戦記』(光文社)という秦佐八郎の伝記を書くこともできた.またこのようなアウトプットを通じて,さらに歴史を勉強することができた.

とはいえ,歴史の大事さについては気付くのが遅過ぎたとも思っている.繰り返すが,若いころに世界史と日本史を真面目に勉強してこなかったことについては,自らの不明を恥じ入るばかりである.

ところで，日本史は世界史に比べると扱っている領域が極めて狭い．世界史はアジア，ヨーロッパ，アフリカ，アメリカ大陸その他諸々の地域を扱い，その範囲はちっぽけな日本列島の歴史よりもずっとずっと広い．

　そういう意味では世界史はジェネラル，日本史はスペシャルという見方もできなくはない．

　しかし，通常「日本史」という領域を"スペシャル"な領域ととらえる人は少ないだろう．歴史の"スペシャリスト"はもっと狭い範囲の専門家のことを言い，例えばそれは「戦国時代の専門家」かもしれないし，「関ヶ原の戦いの専門家」かもしれないし，「関ヶ原の戦いにおける真田昌幸の動向の専門家」かもしれないし，「関ヶ原の戦いにおける真田昌幸の部下の忍の動向の専門家」かもしれない．

　こうして考えてみると，"ジェネラル"か"スペシャル"かという分類は極めて恣意的である．世界史と日本史では，明らかにその守備範囲の広さに違いがあるが，守備範囲の違いをもってジェネラルとスペシャルには分けられない．ジェネラルとスペシャルの分水嶺は，歴史学領域のどこにも見いだすことができないのではなかろうか．

✥

　実は医学医療の領域においても，ジェネラルとスペシャルの区別は難しい．このことは繰り返し書いているが，今回の「世界史」と「日本史」が非常にわかりやすい例で，（ぼくにとっては）腑に落ちたので再度ここに取り上げた．

　同様のロジックを使うといろいろ見えてくるものがある．例えば「ホスピタリスト」はジェネラリストか？ という疑問も，実はあまり意味のない疑問だとわかる．ぼくはこれまでに「在宅をやらないと真のジェネラリストじゃない」とか「やっぱり小児も診られないと」とか「妊婦健診や分娩ができないと」とか「外傷，熱傷もできなきゃ」とかいう主張をいろいろな人から聞いてきたが，いずれも全く意味がない．そのロジックは「エジプトを抜きに，歴史を語るな」とか「百年戦争を扱わずに，何が歴史だ」というのと

大同小異である．よく言われる「継続性」とか「包括性」，その他のキーワードにも，実は意味がない．

　意味のないことが悪いのではない．「意味がないと気付くこと」が大事なのだ．それは自分たちの"とらわれ"から己の身を解放することだからだ．

　いかにカッティングエッジな歴史領域を専門にしていても，歴史全体のパースペクティブを学んでいることの意味は大きいと思う．歴史はしばしば反復の連続であり，洋の東西を問わず同じ話が繰り返されるからだ．その反復構造の一般化は，新薬に副作用が見つかっていく過程にも違った世界を見せてくれると，門外漢はそのように感じるのである．

　要は「ジェネラル」と「スペシャル」の意味のない二元論を超越した"ジェネシャリっていいですよね"といういつものオチである．

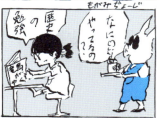
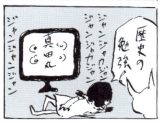
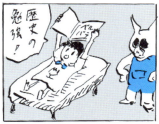
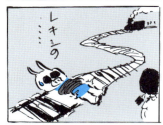

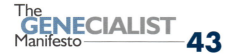

知識と技術
──ジェネシャリの"弱点"論

　ジェネシャリストになることの利点と方法について本連載では説明している．今回は，そのような武勇伝ではなく，ジェネシャリになることの欠点と困難について述べたい．

　それは，「技術」の問題だ．

　技術の習得には反復練習が必要だ．そして，実践しない技術は確実に衰えていく．もちろん，使わない知識も衰えるものだが，失った知識を取り戻したり，アップデートするのはいとも容易である．たとえ暗記できなくても，取り出す（retrieve）だけなら簡単だ．これがデジタル時代のいいところである．

　しかし，"失った知識"を取り戻すのに役立つインターネットも，"失った技術"そのものを取り出してはくれない．インターネットは無限とも言える情報の宝庫だが，ドラえもんの四次元ポケットではないのだ．

❖

　ジェネラリストになるためにはいろいろなセッティングでの経験が望ましい．ぼくはそう考える．外来中心でやるにしても病棟診療の経験はしておいたほうがよい．できれば，集中治療や救急医療の研修もしておいたほうがよい（mustかどうかは，議論の余地があると思うけど）．一般外来で「死にそうな」患者，つまり医者の所作で生死が決まってしまう患者を診ることはまれだ．まれだが，時には起きる．そういう修羅場を経験したことがあるのとないのとでは，対応がまるで違ってくる．一次救命処置（BSL），二次救命処置（ACLS），あるいはImmediate Cardiac Life Support（ICLS）講習を受

けていても，やはり実際に心肺蘇生の経験があるのとないのでは，大きく違う．

違うのだけれど，やはりICUやERを離れてしばらく経つと，そういうセッティングでの技術は失われてしまう．ぼくは内科研修時代，ICUもERもCCUも割と長くローテートしたのだけれど，当時できたはずの手技でも，今はできないものが多い（老眼が入ってきているせいもあるが）．

まあそれでも，何百回もやった手技はちょっとやればすぐに思い出せるけれども，その動きはぎこちなくて，緊張の汗をカキカキやるといった感じだ．率直に言って，普段やらない手技は，やらなくてよいのであれば，やりたくない．

✥

スペシャリストの強みは，手技に対する圧倒的な経験値と近接性にある．近接性というのは，「普段からやりこなしている」という意味だ．毎日やっている手技は「手になじんだ手技」だ．それは，たまにやる手技とはクオリティーが相当異なる．

ジェネラリストはオールレンジでいろいろなことをするのだが，手技に関してはどうしてもその範囲が狭まってしまう．ドラマの『Dr. HOUSE』では，部下のドクターたちがレアな手技をバンバンと自らこなすのでびっくりするが，あれはドラマならではであり，普通のドクターは，そう何でもかんでもできるものではない．

「やらない手技」はスキルが落ちるから，「難しい手技」になる．難しい手技は，「やりたくない手技」になる．やりたくない手技は，やがて「できない手技」になってしまう．この負のスパイラルにわれわれは陥りやすい．

✥

もちろん，セッティングによっては年齢が上がれば手技の類は（手技をやりたくてウズウズしている）若手にアウトソーシングするという手もあるだろう．しかし，それができない環境もあるはずだ．そして，若手にアウトソー

シングしてしまえば，それはわが手を離れてしまった手技となる．いずれにしても，われわれ全てが一度は憧れる「何でもできる医者」からは遠い存在になっていく．

このことは，恐らくはわれわれが受け入れなければならない「不都合な真実」なのかもしれない．何でもできる医者なんていない．特に手技に関しては，オールレンジでやることは難しく，普段やっていることに実用範囲が限定されてしまう．

普段診ていないまれな疾患を診断する，あるいは治療することは可能かもしれない．ところが，普段やっていない手技をいきなりやるのは不可能か，あるいは相当困難なのだ．手技に限定してしまえば，われわれのジェネラリズムはかなり狭い，限定した範囲に収まらざるを得ないのである．

もちろん，広いと狭いは主観であるから，個人的に「今，俺がやっている手技の範囲で十分に広い」と思い込んでしまえば，それで問題はなくなりそうだ．だが，それでぼくに残るのは不全感だ．ぼくはいつだって，自分に満足した医者でいるよりも，不満な医者でいたがるのだ．かつてできていたはずの手技をやらなくなり，やりたくなくなり，できなくなっていく自分に不満である．しかも，この不満を克服する名案をぼくは持たない——「なかったこと」にする以外は．

ヒントはある．ぼくが知る限り，手技に関してオールレンジタイプの（稀有な）医者は，たいてい外科出身のジェネラリストである．**外科医は非常に密度の高い技術的訓練を受けているので，内科系医師よりも技術の減衰スピードが遅いように思う**．また，技術のレベルが高いのでいろいろなところにそれを応用できる．かつて開胸術を数多くこなした外科医は胸腔ドレナージ挿入の技術も衰えにくい．他のチューブ挿入も上手なままだ．一方，たまに気胸の患者を診ていたという程度の内科系ジェネラリストは，数年気胸を診なかっただけで，ドレナージチューブの挿入に躊躇するだろう（そういう状態で，全く躊躇しないというのもそれはそれで危うい態度かもしれない）．

✤

アメリカの医者に比べて，日本の医者は技術，手技に対する思いが強いように感じている．アメリカは基本，分業社会なので「何でもできる」タイプに関心が低い．自分はこれをやり，それ以外は別の人がやるものだとアッケラカンとしているとぼくは思う．日本の医者はそれに比べて技術，手技に対して非常に思い入れが強い．まあ，時に強過ぎてその手技のもたらす「意味」を無視してしまうほどであるのだけれど（本当に，そのカテーテル検査，必要ですか？）．

ジェネシャリストは，高齢化，人口減少が進みポリバレントな能力が必要な日本社会の未来において求められる医師像である．ぼくはそう思っている．しかし，ジェネシャリストは，他のどの医者もそうであるように，医者の無謬なファイナルアンサーではない．まだ答えのない，答えの見えない未開領域は存在するのだ．

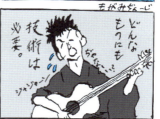
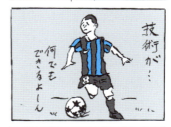
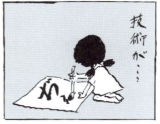
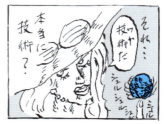

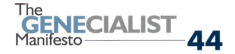

睡眠・休養と安全

　本章から,「ジェネシャリスト宣言」もいよいよまとめに入る.ジェネシャリのコンセプト面についてはもう徹底的に論じたと思うので,より一般的に医療全体をテーマにする.そこに通底する「ジェネシャリスト」と「二元論の克服」というメインテーマを編み込んでいきたい.

　で,今回は「睡眠・休養と安全」である.
　ぼくが初期研修医のころは,「いかにしんどい研修を受けているか」が研修医の自慢の種であった.何日寝てない,食べてない,家に帰っていない(まあ,沖縄県立中部病院研修医は病院内に起居する文字通りの"レジデント"だったけど),みたいなのが"良い研修"と"頑張る研修医"のバロメーターであった.時はポストバブルで,まだ「24時間戦えますか」というスローガンが肯定的なキャッチコピーだった.これは医療職にとどまらず,例えば人気漫画家はたくさん連載を抱えて締め切りギリギリまで血へどを吐きながらペンをカリカリし続けることを自慢にし,漫画のネタにもしていたのである.
　米国で内科研修医になったとき,研修医たちが日没前に帰宅していく状況を見て,ぼくは当初「アメリカって甘ったれた国だな」と思っていた.自分はもっともっと厳しい環境を生き抜いてきたのだから,このくらいの研修ではぬるいな,とすら思った(実際には生き抜いたのではなく,途中で逃げ出したのだけれど).

❖

　しかし,「夕方に家に帰る」ということは,残された業務を誰かが代替しなければならないことを意味している.それは3,4日おきにやってくる当直業務であり,全チームの患者をカバーするため,殺人的な忙しさであった.米国が研修医の長時間労働とそれを原因とする医療ミス,患者の死亡事故を受けて研修医の労働時間を厳しく管理するようになったのは2003年のことである.ぼくが内科研修医のとき(1998～2001年)はそのようなレギュレーションは存在せず,研修期間はダッシュ(当直)と流し(それ以外)の繰り返しであった.だから当直はきつかったが,当時は「研修医とはそういうものだ」と思っていた.

　2004年に帰国して亀田総合病院に異動したとき,研修医の安全と医療ミスには非常に意識的であった.だから当直明けは「休養が義務である」として業務を認めなかった.亀田総合病院の優秀な研修医は,それでも「いや,私はまだ頑張れます」とけなげに病院に残ろうとしたが,ぼくは「患者の安全のために帰宅するのは君たちのデューティーだ」と厳しくそれを戒めた.とはいえ,そういうぼく自身が仕事漬けの毎日で,ほとんど休みを取ったことがなく,またそれを誇りにしていた節すらある.まだ「筋肉ムキムキ体育会系医療」が正しい,という幻想に浸っていたのである.

　筋肉ムキムキは必ずしもダメではない.しかし,同調圧力により「筋肉ムキムキでなければ」と自己を強迫するようになり,心身の不調を認知できなくなり,判断力の低下を察知できなくなり,患者に優しくなれなくても「俺様はこんなに頑張っているんだから」と言い訳するようになる.そういう負のスパイラルに陥らない快楽と健全さのバランスがキープできている状況下においてのみ,筋肉ムキムキであるべきなのだ.そのような負のスパイラルを,自分自身あるいは組織内部で自律的に回避しながら筋肉ムキムキでいることは極めて難しいのである.

冷静に考えてみれば，スポーツの世界だって，そのような負のスパイラルに陥ってしまえば良いパフォーマンスを示すことができない．示せたとしても，ごく短期間のみだ．いけないのは，短期アウトカムだけで OK とされてしまう高校スポーツだ．有り体に言えば高校野球である．

　昔は高校サッカーもそのような毒に侵されており，スキルもタクティクスも将来の成長も無視して，やたらに走りまくって無理押しで勝つみたいなチームが存在した．Ｊリーグとクラブチームの出現でそういうマッチョな高校サッカーチームはダイナソーになった．みんな，プロや代表で活躍したいのである．大リーグに日本人が移籍するのが当たり前になった 21 世紀，高校野球も炎天下での我慢大会を良しとするマゾヒスティックなシステムをそろそろ脱するべきである．それには，まずは高校の野球部に所属しなくてもプロになれる道があるべきだ．そうすればもっともっと優れた人が野球界に参入するだろう．「高校野球が嫌だから」野球界に入らない優秀な人材は多いと思う．

　十分に睡眠時間を取り，休養もたっぷり取り，有給休暇を十二分に使って自分や家族，その他大切なもののために時間を使う意義と価値を自分が享受することで，初めて患者や家族の価値観を共有できる．それができないから，患者にも家族にも無理を強いるのである．患者に我慢しろというのである．日本の医療には内省力，反省力，改善力が乏しく，現状維持と同調の圧力が強いのも，この強迫的な環境とそれを美徳とする空気にある．ぼくはそう考えている．

　他領域の専門家との対話もまた，負のスパイラルからちょっと外れる良いチャンスである．できれば医療の世界の外にいる人が良い．一番手っ取り早いのは患者だ．患者の世界観を外来で聞き，ちょっと世間話をするだけで，医療医学の世界にありがちな，夜郎自大モードから少し"ずらす"ことができる．「来年の阪神，やっぱだめですかねぇ」と熱烈な阪神ファンに話を振れば，相手は喜んで自説を熱弁してくれるはずだ（やり過ぎには要注意だけ

ど).

　ジェネシャリもまた"ずらし"においてはとても優れたシステムだ．自領域の専門家としか交流がないと，どうしても価値観が狭まる．善意に満ちた集団ほど外から見ると危なっかしい集団だ．スペシャリスト集団も，ジェネラリスト集団も，この陥穽は大きい．自分とは関係ない領域の先生と対話をすればそれが和らぐ．余得として，ぼくのような感染症屋は他科からのコンサルトの対応能力も二次的に高まる．

　「電通事件」[注]をきっかけに，日本のマッチョ主義も潮目が変わったように思う．漫画家も連載を1本に絞って睡眠を取り，質を担保する時代になった．

　次は医療の番であろう．

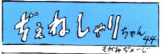
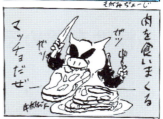
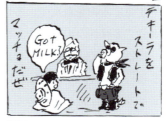
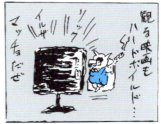
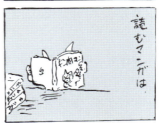

注：2015年，電通の新入社員（当時24歳の女性）が電通の社員寮から飛び降りて自殺（過労自殺）した事件．社員に違法な時間外労働をさせていたとして，法人としての電通に対し労働基準法違反の有罪判決が下され，罰金が科された．

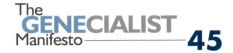

多様性を認めるということ

　すでに本書を読んでいる皆さんはお感じになっていると思うけれど，イワタは"多様性"の価値を非常に大切にしている．

　均質的（モノトナス）な思想，多様性を否定する考え方は基本的に危険である．歴史上，たくさんの「思想の均質化」が試みられてきたが，どれもミッションの途上でコケている．

　しかし，「思想の均質化」は言ってみれば，「選択と集中」である．「選択と集中」と言えば聞こえはいいが，要するにこれは「ばくちの思想」である．成功すれば勢い良いが，失敗すると大ゴケする，極めてハイリスク・ハイリターンな思考法なのである．

　ナチス・ドイツ（ヒトラー）に代表されるファシズムはユダヤ人など「他者」を否定して，コケた．旧ソ連や中国に代表される共産主義もコケた．アメリカやバブル時代の日本みたいな「カネが全て」のキャピタリズムもコケた．

　今後もこのような思想の均質化をめざす政治的な動きは必ず出てくるだろうが，予言しておく．こういう思想は（その思想の立派さとは全く無関係に）必ずコケる．トランプのアメリカあたり，かなりやばいと思う．

※

　そういえばジェンダー論の上野千鶴子氏が移民に反対して炎上していた[1]が，人口が減りゆく日本の中で「みんな平等に貧しくなろう」と主張して多くの反感を買った．これもまたひとつの「均質化」だ．いろんな流派がいるので断言はできないが，フェミニズムも基本的に一種の「均質」な思想だ．

あらゆる性差別に反対する．ここはいい．そのために障害になっているのが，男目線の家父長制である．ここもいい．けれども，何でもかんでも「男女が平等であるべき」にこだわり過ぎ，何でもかんでも「家父長制のせい」という均質化が起きたときに，この思想（あるいはイデオロギー）は弱くなる．「ま，そういうこともあるけど，ケース・バイ・ケースでいこうよ」というフワフワしたフェミニストは少ない（そういう人は好ましいが，おそらくフワフワした人は「フェミニスト」と認識されない）．

❖

ところで，最近米国から女性医師の診療のほうが入院患者の予後が良いというスタディーが出た．因果関係は証明されていないが，たぶん因果はあるとぼくは思う．男よりも女のほうが（平均的に）優れていることはたくさんある．内科系入院患者の診療能力も，おそらくその一つだ．この「差を認める」思考が大事だと思う．それこそが「多様性を認める」ということだ．もちろん，男のほうが優れた領域もあるはずだ．

差を認めることと，差別することとは違う．かつて，ハーヴァード大学では「女は医者に向いていない」という理由で女性の医学部入学を認めていなかった．愚かな判断だと思う（こんな理由でハーヴァード大学が判断を誤ったという例からは，人間の知性がIQだけでは判定できないことがうかがえる）．同じように，「女性医師のほうが，臨床アウトカムが良いのだから，医療界から男は締め出せ」も間違っている．男性が劣っているのは排除の根拠ではない．それは克服すべきハンディキャップだ．このことは第6章で述べた．そして，逆の論理はもちろん女性にも通用する．

❖

われわれは医療に優れた人材を集めようとやっきになる．ここがまず間違っている．内田樹先生がよく引用するのが「鶏鳴狗盗」である．『史記・孟嘗君列伝』の故事であるが，あるクリティカルな場面で鶏の鳴きマネがうまい人物や，盗みが得意な人物が組織にいると，それが組織全体を助けると

いう例えである．

　均質な集団——例えば，戦闘力に優れた人だけの集団——はこうはいかない．戦闘力ゼロで，普段は役に立たない人間でも「鶏の鳴きマネ」で集団全てを助けることはあるのだ．ぼくはこのような例を医療現場で多数見てきた．普段は凡庸にしか見えない後期研修医が，いざというとき「これは」という鋭い指摘をする．誰にも思いつかなかったような，パラダイムシフトをもたらす指摘だ．この一言のために，ぱっとしないこの人物をチームに入れていて良かったと思えるほどの一閃である．

　フェミニズムの欠点のうち，特に大きなものは「優れたものしか認めない」「劣っているとは認めたがらない」という思想の前提だ．世の中にある差別のほとんどは「俺たちはあいつらより優れている」という言説（それが事実であれ，幻想であれ）から来ているのである．繰り返す．優劣を差別の根拠にしてはいけない．そのようなチームは，長生きしない．どんなに劣っていてもウェルカムなチームこそが，生き延びる可能性がもっとも高いチームである．

　弱肉強食という言葉があるが，われわれが「弱い人間」をいたわるのは，弱い人間を助けられないような社会では，あまり弱くない人間ですら断罪されてしまうからで，そこでは「私」が生き延びる可能性が低いからだ．

　毎年のように訪問しているカンボジアは，クメール・ルージュという強力な戦闘集団のために，国の存続も危ぶまれるほどに弱体化してしまった．生活保護や，ベーシックインカムに嫌悪感を持つ「強者」は医療セクターにも割と多いんだけど，人間の弱さや愚かさを否定する社会は，いつか自分に跳ね返ってくるブーメランに攻撃される….

❖

　"ジェネシャリ"は「みんなが違っている」ことを尊重する，多様性を前提とした概念だ．ジェネラリストも均質ではなく，「ここがとんがったジェネラリスト（ジェネシャリ）」「あっちがとんがったジェネラリスト（ジェネシャリ）」が同居している．その「とんがり」はEBMかもしれないし，ワ

クチンかもしれないし，質的研究かもしれないし，地域医療かもしれないし，あるいは「鶏の鳴きマネ」かもしれない（笑）．

何が武器でもかまわない．EBM に強いジェネシャリと「鶏の鳴きマネ」がうまいジェネシャリに優劣はない．優劣をつけたければつけてもよいが，意味がない．「カボチャと五寸釘のどっちが偉い？」みたいな問いに意味はない．ただ，カボチャしかない家や，五寸釘しかない家はつまらない．カボチャも五寸釘もある家のほうがいい．

違いを認め，優劣は（存在の有無とは関係なく）「ばかばかしい」と笑い飛ばし，そしていろんな人がいる．これが生き延びやすい集団だ．

上野千鶴子氏が否定した移民も，実は多様性にポジティブに寄与する（ぼくはいろんな国の人と医療をやってきたけど，いろいろ気付かされますよ）．もちろん，文化圏が違えばいろいろトラブルもあるけど，得るもののほうがはるかに大きい．成長は大きく，コケにくい．

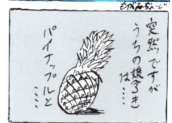
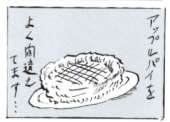
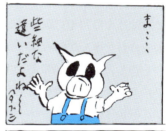
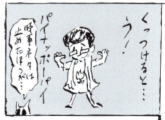

◆参考文献
1) 中日新聞. 考える広場 この国のかたち 3人の論者に聞く. 2017年2月11日.

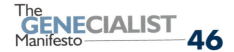

「患者」と「患者以外」の二元論
——患者にも"責任"がある

　ぼくは「患者中心の医療」という言葉が昔から嫌いである．患者が中心ということは，「患者」と「患者以外（医療者など）」の二元論が生じるということを内意している．これは患者に特別な地位と立場を与えることを意味している．

　もちろん，患者は「患者」というレッテルを貼られない個人のレベルにおいては，自分を中心に人生を生きようと，構わない．良い悪いは別にして，それはぼくの関知するところではない．まあ，勝手にやればよいので，他人の生き方をぼくが四の五の言う筋合いではない．「俺中心の人生」．

　しかし，医療現場においては，患者Aは「医療」というパースペクティブにおいてのみの参加者である．「職業は魚屋だ」とか「趣味はゴルフ」とか「貯金はいくら」とか「好きなアイドルは○○」といった，Aさんのその他の属性は重要ではなくなる．少なくとも，医療に関連していない場合においては重要ではない．

　もちろん揚げ足を取れば，「魚屋」という職業が *Mycobacterium marinum*（マイコバクテリウム・マリヌム；非結核性抗酸菌の一種）感染の診断に役立つかもしれないし，「趣味はゴルフ」が整形外科医の手術の「目標」設定に影響を及ぼすことはあるだろう．「貯金がいくら」が退院プランに大きな影響を与えることもあろうし，好きなアイドルのコンサートから逆算して退院日を決める患者だっているかもしれない．いるかもしれないが，それはどちらかというと，人の持つたくさんの属性の極めて例外的な「医療的」使わ

れ方である．抗酸菌の話をした途端，患者Aの「魚屋」という属性の多くは削ぎ落とされてしまう．

　一般論で言えば，ある人物の属性の99％以上は，医療においては「全く関係ない」話である．例えば，「昨日友人と交わした会話」とか「一昨日，暴落した俺の株式」とか．

　若手の医者で「患者を全人的にみて，その人の人生全体，心理社会的な側面も全部ケアするんだ」とか言ってるのを見て，昔は「お前に何ができる」とムカついていた．最近は「今は，それでいい」と答えることにしている．「今は，それでいい」は，もちろん「そのままでは，だめだ」という意味である．

　患者の属性にmindfulでなければならないのは当然だ．「Mindfulである」とは「俺の知らない患者の側面がたくさんあるに違いない」という自覚だ．外来で座っている姿やベッドで寝ている姿は，この人のごく一部にすぎないことに自覚的であることを意味している．

　そして，われわれは患者の友人でも家族でも親族でも配偶者でも親でも子どもでもない．患者は「これ以上立ち入ってほしくない」ゾーンを医療者に持っているかもしれない．普通は持っているものだ．ぼくが患者なら，必ず持つだろう．そういうゾーンを．医療者だからといってズケズケと乱暴に踏み入ってはならない．「患者中心の医療だから，われわれはそこまで踏み込むのは当然」みたいな「ならず者」になってはいけない．もちろん，踏み込まざるを得ないときはあるかもしれないが，それはおずおずと，申し訳なさそうに，やむを得ずやるのである．ふんぞり返って，胸を張ってやってはいけない．

　いつも言っていることだが，人生にとって健康や医療というのは，その人のほんの一部にすぎない．胸に手を当てて考えてみてほしい．皆さんは，自分の健康や自分への医療について，1日のうち，どのくらいの時間考えているだろうか．圧倒的に多くの時間を他のことに割いているのではないか（他の患者のケアについては「仕事」なので，ちょっと話が異なる．朝から晩まで，自分の健康や医療，ケアについて考えている人がいたとしたら，その人

は「ビョーキ」です）．

✜

「医療者とは，おせっかいなものである」という言葉がある．相手が「おせっかいさ」を求めている場合はそれでもよいだろう．しかし「これ以上入ってこないでくれ」という人だっているかもしれない．このことは「ヘルシズムの呪縛から逃れる」（第29章）で書いた．おせっかいとは「価値観の押し付け」であり，一般にネガティブなタームなのだ．一意的に正しい医療など，この世には存在しない．

何が言いたいのかわかりにくい人もいるかもしれないが，要するに患者を特別扱いせずに，「チーム医療の一員に入れてあげたらいいんだよ」という話だ．患者を特別扱いするのは，ポジティブな意味でもネガティブな意味でも間違っている．

✜

ぼくは患者にいろいろ要求する．薬は飲み続けるべきだとか，タバコはやめたほうが良いとか，アポの時間は守るべきだとか，看護師を殴っちゃダメだとか（←実話）．

患者もぼくにいろいろ要求する．もう薬なんて飲みたくないとか，タバコはやめられへん！　とか，アポの時間を守れるような目覚まし時計を探せとか……（探しました）．

ぼくは彼らの言い分も正当な意見として聞く．（正しく）薬を飲み続けることや，タバコをやめることが「健康に良い」ことにおいて，ぼくは（ほぼ）常に正しい．医者だから．でも，「君は薬を飲むべきだ」と「俺はもう薬を飲みたくない」のどちらの「意志」がより尊重されるかと言えば，それは後者だ．「タバコはやめられない」も同様だ．まあ，看護師を殴るのは許さへんけど．同僚に危害を加えることは認められない（一方で，家族へのDVや副流煙にどこまで医者が介入できるかは，微妙だ．実際的に）．

ぼくらは「1人の患者」を診ている専属の医者ではない．他の患者にも

mindfulでなければならない．だから診療時間を無限には費やせず，パーソナリティ障害の患者などには，わざとやや冷たく「今日はここまで」と線を引くことも大事になる．患者からはいつでも連絡をつけられるようにメールアドレスは教えているけど，携帯番号は教えない．ぼくのプライベート・ライフに入り込ませもしない．相手のプライベート・ライフも「医療に役立つところ」以外には入り込まない．入り込むべきでもないと思う．人口300人の村でコミューンを作る「ムラ」の医者になるのでない限り．

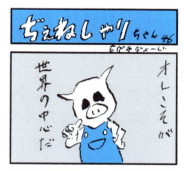
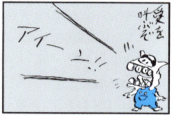
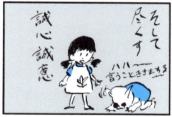
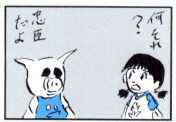

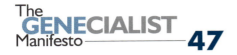

"ジェネラリスト"再考
―― 実は"医療のスペシャリスト"

　第9章で，ジェネラリストはスペシャリストに対するルサンチマンを抱きがちだという指摘をした．換言するならば，自分たちの「ジェネラリスト」という立場，つまり"城"に身を置き，そうでないスペシャリストたちを罵倒するのである．

　しかし，ぼくは思う．医療・医学の世界で言われている「ジェネラリスト」は実際には"スペシャリスト"であると．

　総合診療医，総合内科医，かかりつけ医，家庭医，あと何だっけ……．ジェネラリストを指す呼称は多い．呼称にまつわる議論も多い．しかし，ぼくは個人的には「私をどう呼ぶべきか」的な議論に全く興味がない．どうでもよい話だと思う．大事なのは，「私がどうあるべきか」であり，「私がどう呼ばれるべきか」ではないのだから．ぼくのことを「タンタンタヌキノキンタマ」とか「ジュゲムジュゲムゴコウノスリキレ」と呼びたければ，まあそう呼んでいただいても構わない．ぼくが何者であるかを認識してくれさえすれば（されてないだろうけど．この場合は）．

❖

　この「呼称問題」はインサイダーにとってはかなり重要な問題であることが，彼らの発言からは察せられる．しかし，外部から見ると，そういうのは「どうでもよい話」なのである．医療界がタコツボになりやすい訳である．

　日本のジェネラリスト集団も，結局はそういう「仲間内の論理」に入り込み，閉じこもり，そして他者を（意識的にせよ，無意識的にせよ）排除するような論理を持ち出せば，それは立派な"スペシャリスト集団"である．そ

れは,「家庭医は"あなたという患者のスペシャリストですよ"」的なスローガンの話ではなく,彼らがルサンチマンを抱きつつ言うところの,「全くスペシャリストって奴らは」的なスペシャリストなのだ.

考えてみれば,われわれ医療者は,医療以外のことに関して言えばド素人である.先日,わが家では食洗機が故障し,複雑な確定申告が必要になり,海外出張のスケジューリングが必要になり,携帯電話を格安SIMにし,統計解析ソフトのトラブルシューティングが必要になり……といろいろなことが起きたが,全部自分ではトラブルシューティングできず,他者に助けてもらった.

もちろん場合によっては,ぼく自身で食洗機の応急手当をし,確定申告を自分でやり,海外出張のスケジューリングを独自にやり,携帯電話の手続きを自分でやり……というのはできるかもしれない.しかし,それはぼくが,ぼくとぼくの家族に対してだけ適用できる"素人芸"にすぎない.これらの仕事をぼくが誰かの代行でしたとしても,少なくともそれは料金を取れる「プロの仕事」ではない.

医療者は医療のことばかりやっているとは限らない.多くの医療者は「経営者」でもあるし,栄養学とか統計学とかITとかAIとか法律といった「医療周辺」にも手を伸ばしている医療者も多いことだろう.しかし,それとて「ジェネラル」というのとは違う.あくまでもそういうのは「医療の周辺」にある近隣領域にすぎない.

ぼくはファイナンシャル・プランナー(FP)だから,お金については通り一遍の勉強をしているし,専門性を持っているとは言えるけれど,やはり医療の周辺以外についてはプロフェッショナルな仕事ができるとは言い難い.

ジェネラリストは「包括的に患者を見る」といい,その包括性を大事にす

るが，しかし，その「包括」はあくまでも医療目線の包括性である．医療や健康といった価値はより大事にされ，その他の価値は無視されるか，良くても"より下"に見られてしまう．「注射は痛いからワクチンは打ちたくない」という患者の意見を，ジェネラリストは無視したりはしないだろう．しかし，「あの患者の言っていることは間違っている」と心の底では思っているはずだ．「太く短く生きたいから，好きなタバコはやめられない」患者がいれば，「そうですか」と一応はうなずいてはくれるだろう．しかし，その表情は間違いなく「それでもあなたは間違っているんですけどね」と語っているに違いない．「痛み」や「快楽」は「健康」よりも格下の概念なのだ．

本当だろうか？

もちろん，価値の高低に「真偽」はない．各人各様に価値観はあり，その価値観の高低は全て「真」だ（嘘をついているのでない限り）．

❖

FPはその点，医療者よりもよりクライアントに寄り添っている．FPは「株なんて買わずに不動産を買え」とか「買い物せずに，貯蓄しろ」とは言わない（ぼくが知る限り）．FPはクライアントの「こういう人生を送りたい」という価値に寄り添い，「それでしたら，こういうお金の使い方が一番フィットするでしょう」とテクニカルなサポートをするのである．もっとも，より多様性を大事にするとはいえ，FPにできるのはやはり「お金とその周辺」の話だけだ．FPは紛れもなく，スペシャリストである．

自分の立場の枠，タコツボ内にいる限り，彼らは「ジェネラリスト」を自称できるだろう．しかし，ツボの外から，遠くから見れば，他者から見れば彼（女）らは皆「医療のスペシャリスト」だ．プロ＝スペシャリストという解釈すら成り立つのだから．良い悪いは置いておいて，「そういう視点」，鳥の目は重要だ．

自らを相対化し，ジェネラリストとしての矜持だけでなく，スペシャリストとしての側面にも自覚的になれば，「ジェネラリスト」はさらに自由になれるとぼくは思う．真に患者に寄り添えるとも思う．医療を脱臼させ，より

相対化できるとも思う（ロラン・バルトがそう言ったように）．スペシャルティへの自覚が，よりその人物をジェネラリストに近づけるのだ．まるで，魔法である．

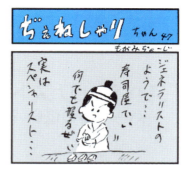
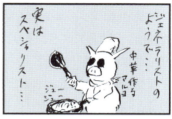
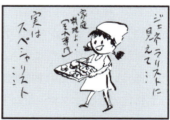
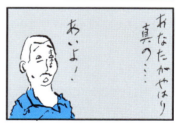

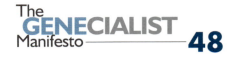

"スペシャリスト" 再考
—— ハードルの低い "スペシャル"

　前章では,「ジェネラリストは,実はスペシャリストだ」という話をした.今回は,「(自称) スペシャリストは,そんなにスペシャルじゃない」という話をする.

　ぼくはいわゆる感染症屋だが,特に古いタイプのドクターからは「で,専門はどのウイルスですか?」みたいな質問を受ける.微生物学者と感染症屋の区別がついていないからだ.ま,それはよいとして,ぼくが「ある特定の微生物」というエッジの利いた専門家でないのは明らかだ (感染症にも特定のエッジの利いた専門家がいるものだ.例えば結核菌とか,マラリア原虫とか.あるいは抗菌薬の PK/PD とか,アウトブレイクの数理モデルとか.他にも特定の β ラクタマーゼなど).

　そういう意味で,ぼくは"ジェネラルな"感染症屋だと言えなくはない.では,ぼくはジェネラリストか? スペシャリストか?

❖

　これは感染症の世界に限らない.心エコーのスーパープロ,心臓カテーテルのスーパープロ,心臓電気生理学的検査 (EPS) のスーパープロたちにとって,いわゆる循環器内科医は"ジェネラルな"カーディオロジストだ.多発性硬化症のプロにとって普通の神経内科医は"ジェネラルな"ニューロロジストだ.

　ぼくみたいに普段から肺炎を治療したり,HIV 感染者を外来で診たりする,あるいは彼らの身体障害者手帳の不備を嘆いて改定を訴えたり,内視鏡の消毒薬を決めたり,インフルエンザの症候と診断の関係を構造主義的に吟味し

たり，感染症への恐怖から来る身体化症状と取っ組み合ったり，エボラの隔離テントを設営したりする感染症屋は極め付きにジェネラルな存在なのである．

❖

「なんだ，お前の言っている"ジェネラル"とは感染症という文脈に沿ったものにすぎないじゃないか」と言う御仁がいるとすれば，前章を読んでほしい．それはそのまま，ブーメランになって「なんだ，お前の言っている"ジェネラル"とは医療という文脈に……」と返ってくるのである．

世界で誰も取り組んでいないような問題に挑むスーパーにエッジの利いたスペシャリストこそが，スペシャリストの称号にふさわしい．われわれはいろんなことをやる「ジェネラリスト」なのである．

日本は大学の組織構造がいい加減だから，教授になればいろいろと自分の専門の範疇にないことまでアレヤコレヤやらされるのであり，ジェネラルな方向は先鋭化される．ぼくは神戸大で「病院での地下水の活用に関するプロジェクト」を任されたとき，「んなこと俺にできるか」と思った．このような無茶振りでジェネラルなアクティビティを強いるのが，(美しい国日本の，グローバルに活躍し，女性が輝いているらしいが，教授会には女性は片手で数えるほどの) 国立大の現状だ．

❖

とはいえ，世界の誰もが取り組んでいないような問題と取っ組み合うようなスーパー特化した人材は使いにくいのもまた事実である．その人物はエッジの利いた一つの領域でしか役立たないからだ．そういう人物がいてはいけないかというと，もちろん，いてもよい．でもそんなにたくさんは要らない．大多数の人たちは"スペシャリスト"じゃなくてもよいのである．

やはり，組織はほとんどが"ジェネシャリ"から構成されているほうがうまくいく．サッカーで言えば，守備も攻撃もでき，右サイドも左サイドも任せられる人物がたくさんいる組織のほうがアクシデントに強く，恒常性に優

れている．「右45度からのシュート」だけが抜群に優れているようなダイナソーなストライカーは，チームに一人いれば十分過ぎる．

❖

　それはそれとして，日本のスペシャリストがあまりスペシャルでない要因の一つは，何といっても専門医制度の不備にある．専門医の資格が，その専門性を担保していない．能力の証となっていない．
　総合内科専門医は日本内科学会にカネを貢ぎ，学会参加のスタンプラリーを行脚し，ちょっとした症例まとめとちょっとしたペーパー試験でクリアできる資格である．そうした専門医資格を持ったドクターが「内科当直には入れない．自分は胸痛患者とか，息切れとかには対応できない」とそっぽを向く．大学病院にいると，日本の専門医はなんと臨床力が低いものかと嘆息するのである．大学病院主体の日本のシステムと，学会主体の専門医制度の不備からくる低レベルである．
　日本専門医機構によって専門医制度改革ができると喜んだのはつかの間であり，結局専門医機構も，学会と懇ろになって現状路線を踏襲することしか考えていない．情けない限りである．

❖

　そんなわけで，日本のスペシャリストは実はスペシャリストではない．"ジェネラルなスペシャリスト"であり，多くはスペシャルなものを持たない，ぼんやりしたスペシャリストだ．制度的に，構造的にそうなのだ．彼らにジェネラリストを軽蔑する資格はない．彼らはまっとうなジェネラリストにすらなれない実に中途半端な存在だからである．
　ぼくは全ての医師が"ジェネシャリ"になれば，日本の医療の諸問題の多くは解決すると思っているが，ジェネシャリの前提は，きちんとした専門性である．軸がしっかりとしていてこそ，その周辺の「ジェネラル」がどのくらいジェネラルであるか，相対的に吟味，判断できるからだ．
　スペシャルな部分のハードルは下げてはならない．「何となく臨床ができ

る」的な昭和な価値観を許容してはならない．卒前教育のグローバル化が大きく論じられる昨今，卒後教育，専門医教育は国際的には数周遅れである事実を直視しなければならない．

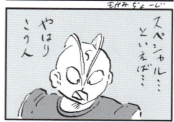
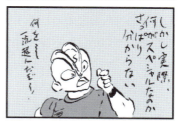
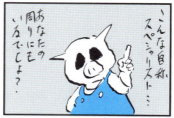
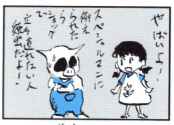

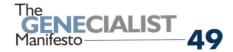

エコノミカルなジェネシャリ

　日本の医療費は増加し続けており，医療費の抑制は非常に大きな課題である．どのくらいの医療費が適正な医療費なのかについては諸説ある．が，医療費について全く無頓着であっても構わないという暴論を唱える人はそう多くはない（皆無ではないが）．

　プライマリ・ケア医の存在はゲートキーパーとして機能し，専門家へのアクセスを抑制し，よって医療費は下がる．これはぼくが研修医だった1990年代のアメリカでよく言われた言説だった．しかし，現実には「プライマリ・ケア医＝ゲートキーパー」策は医療費抑制には効果がなかった．医療訴訟が非常に多いアメリカでは，リスクヘッジのためにほとんど無意味なコンサルテーションが専門医に連打され，結局多くの医者が関与する高コスト体質になってしまったのだ．

❖

　日本の場合はゲートキーパーの仕組みはゆるい．大学病院のような特定機能病院は初診料の設定や紹介状の要求によってある程度の「ゲート」を作り，役割分担をしようとしている．とはいえ，初診料を払えば紹介状なしでの受診も可能だ．やはり日本は医療へのアクセスが極め付きに良い国だ．

　アクセスの良さは，一長一短だ．医療へのアクセスの良さは患者の過密を生み，受診，検査，処方での長い長い待ち時間を生み，患者一人当たりの診療時間の短縮や医療者の疲弊につながる．日本の医療の最大の武器は「アクセス」であるが，これが最大の弱点にもなっている．

　ぼくは10年ほど前，亀田総合病院にいたときから，患者の待ち時間を減

らすにはどうしたらよいか，一生懸命考えてきた．亀田総合病院の外来の意見箱に寄せられる患者の苦情で一番多かったのが「待ち時間が長い」だったからだ．

❖

　そもそも予約制をとっている業界で，サービスを提供する側が予約時間を守らずに，サービスを受ける人を何時間も待たせるのは日本の医療界だけである．美容院とか弁護士事務所でアポを取って，数時間も待たされたらもうそこには二度と行きたくないだろう．落語の「五貫裁き」じゃあるまいし，ずっと患者を待たせるのは「罪悪」と考えるべきだ．ぼくらは患者の善意に甘え過ぎなのである．

　その長い待ち時間に拍車を掛けるのが，大学病院などにありがちな「たらい回し」だ．患者の腎機能が低下したら腎臓内科紹介，血糖値が高くなれば糖尿病・内分泌内科紹介，脚が痛ければ整形外科，頭が痛ければ神経内科……次から次へと他科に紹介するから，患者は延々と待たされなければならない．また，そういう紹介によって同じ患者がいくつもの外来を受診するから，各科の待ち時間はさらに延びる．

❖

　さらにひどいのは，診療科における細分化だ．「自分は血液内科医だけど，リンパ腫は診ない」「貧血は専門にしていない」と言われて，特定の血液内科医しか紹介できない．患者は他日，もう一度病院に来なければならない．医師の専門性が先鋭化されればされるほど，その医師は「そのシチュエーション」でしか使えなくなる．多発性骨髄腫しか診ない血液内科医では，使い勝手が悪いのである（まあ，日本に1人くらいはそういう尖った医者がいてもいいとは思うが）．

　第5章で，大学病院こそポリバレントな能力が必要だという話をした．例えば，自分が診ている患者が風邪をひいたとしたら，その対応くらいは主治医の自分ができるべきだ．

そして，ポリバレントな能力を持つ専門家，すなわちジェネシャリストは大学病院外来の経済性を上げる．全ての医者が軽度のCKD（chronic kidney disease），糖尿病，痛みなどの主訴に対応できる総合力を持っていれば，不要な紹介は減る．外来の重複（redundancy）はなくなる．よって外来患者リストは短くなり，待ち時間は減り，患者一人当たりの診療時間は延びる．

　紹介される患者を診なくて良くなるから，長い目で見ると各診療医の負担も減る．患者は病院のあちこちを歩き回り，たらい回しにされ，他日にまた病院に来る負担もなくなる．何より，自分の主治医は私（患者）の全体像を把握してくれる．腎機能に配慮して薬の量を調節し，血糖に配慮して栄養指導をしてくれ，転倒のリスクに配慮して降圧薬を調整してくれる．このような目配せの効いた医療は，ある特定の病気しか治療できない医者にはできない．

❖

　もちろん，抱え込み過ぎはよくないから，専門性の高い問題は専門家に任せたほうがよいに決まっている．でも，ちょっと血糖が高いくらいで全部糖尿病の専門家に丸投げでは，その専門性がスポイルされてしまう．難治性のものだけに限定すべきだ．そして紹介を受ける専門家はその領域くらいはベーシックなマネジメントができるべきだ．貧血を診ることができない血液内科医は極めて不経済である．

　大学病院に通院する患者でシングル・イシューを抱えている患者はむしろまれな存在で，難治性の疾患はあちこちの臓器，システムに影響を与える．大学病院こそが，総合診療力を必要としているのである．もちろん，大学病院だから総合診療「だけ」しかできない医者は活躍しにくい．だから，ジェネシャリなのだ．

　地域医療においてもジェネシャリは有益だ．いろいろな主訴に対応できるポリバレントな能力があれば，たとえ医者の絶対数が少なくてもその地域での問題はうまくマネジメントできる可能性が高いからだ．「うちは呼吸器内科がないので，喘息は診られません」みたいな病院は地域医療にフィットし

ないのである.

　先日，家族が整形外科を受診した．すぐに治してくれた．直接整形外科医にかかれることのなんと素晴らしいことか．日本の医療アクセスの良さは恩恵だとぼくは思う．ゲートキーパーは監視社会的だ．マイクロマネジメントになって結局事務作業が増え，患者にストレスが掛かり過ぎて長期的にはうまくいかない（のがアメリカだ）．

　アクセスの良さをスポイルすることなく，金銭的，労働環境的な制限を乗り越えるためのシングルアンサーは存在しない．しかし，ジェネシャリは少なくとも，貴重な「回答の一つ」なのである．

　本章より iPad でイラストを描くようにしました（by もがみぢょーじ）.

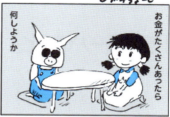
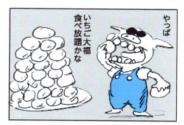
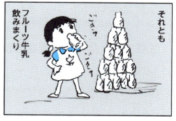
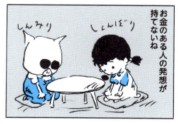

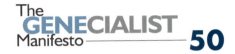

「グローバル化」の意味は何か

　グローバル化，という言葉が叫ばれて久しい．その実いったい何がグローバル化を意味しているのか，はっきりしないことも多い．

　ともすると，グローバル化というと英語をペラペラ喋り，欧米のシステムを熟知し，そのやり方にのっとって「海外ではこうなっています」というルールをことごとく採用するようなものだと思ってはいないだろうか．変な質問をされると両肩をすくめて苦笑いし，トラブルに巻き込まれると思わず「シット，ジーザス！」みたいに口走るような（まあ，そんなやつはいないか）．

　医療で言うならば，読む教科書はハリソン，雑誌は New England Journal of Medicine で，何かと言うと「UpToDate®にはこう書いてある」と上級医の揚げ足を取るようなタイプだろうか．日本語の論文なぞ引用しようものなら，「でも，それ日本語ですし．ププ」と鼻で笑われてしまう（そんな研修医もいないか）．

※

　全くこの業界も「印象操作」が激しいわけで，ぼくもグローバル化を推進する急先鋒だとよく誤解されることがある．神戸大に異動する前にも，教授選で「岩田を教授にしたら神戸大を米国のようにしたがりますよ」という怪文書が回ったとか回らなかったとか．まあ，怪文書を書くような連中にろくな輩がいるわけもなく，そういう人物に限ってぼくとろくに話もしたことがなかったりするわけだが．

　ご存じのように，（いや，それほどご存じでもないかな……）日本で米国の医療制度をもっとも批判してきた一人がぼくである．その批判は『悪魔の

味方─米国医療の現場から』と『真っ赤なニシン─アメリカ医療からのデタッチメント』（ともに克誠堂出版）という 2 冊の本になっている．お読みいただければぼくの見解が米国（もしくは「欧米」）の医療制度についてかなり否定的であることがわかる．

　ちなみに「悪魔の味方」とは英語表現の「devil's advocate」のことで，わざと正反対の意見を提示することで議論の妥当性を高める手法のことだ．「真っ赤なニシン」は red herring という英語表現の直訳で，これは真実から目を背けるような「目くらまし」を指している．

　現在，神戸大病院感染症内科では細菌のグラム染色を医師が積極的に活用している．米国ではとうに行われなくなったプラクティスである．米国が捨てたプラクティスを遠い日本で保存しているこの状況をぼくは「ガラパゴス」と呼び，米国の専門誌に紹介した[1]．

　要するに，「岩田は日本を（あるいは神戸大を）米国のようにしたがっている」などという妄言は何の根拠もないデマにすぎず，post-truth 時代にありがちな言い掛かりにすぎないというわけだ．残念ながらそのような根拠のない露骨なデマに引っ掛かってしまう輩もやはり多い．デマは広がり出すと回収不可能だ．

　まあ，それはよいとして，実はぼくはグローバル化に大賛成である．ええぇ〜？　ここにきて前言撤回？……では，もちろんない．古いギャグではあるまいし，グローバル化とは欧米化のことではない．というか，欧と米ではずいぶん違うし，ヨーロッパでも英国と大陸，地中海近辺とスカンジナビアではえらい違いだ．耐性菌対策世界一のオランダと世界最悪レベルのギリシアを同列に扱うのは明らかに間違っている．

　米国だって各地，各グループでバラバラである．トランプ大統領になって米国の分断が激しくなったみたいな説明がなされるがそれは違う．昔から米国は分断されていたのだ．白人と黒人，男と女，キリスト教とイスラム教，南部と北部，東部と西部，リッチとプア，インテリと非インテリ．米国は昔

から「政治的に正しい」きれいごとを言う習慣があるから，表向きには正しいことを言う．Politically correctness を徹底する．自分を黒人差別主義者と公言する人はいないし，日本の愚かな政治家みたいに露骨な女性蔑視発言もしない．しないけれど，それは「そう思っていない」ことを意味しているわけではない．

　では，グローバル化とは一体何か．ぼくの意見では，それは「説明可能性（accountability）」があることだと思う．Accountability は「説明責任」と訳されることが多いが，ここでは「説明できること，説明可能性」という意味で使っている．

✥

　箸でご飯を食べることは反グローバリズムなのではない．「日本や韓国，中国などでは箸で食事を取る」ことが表明でき，説明でき，それを文化多様性の一つとして理解，納得してもらうこと．それが「説明可能性」だ．真のグローバリズムは，対極と見なされがちなローカリズムとの親和性が決して低くない．国際社会で「他者」を尊重し，多様性を積極的に認めることこそがグローバリズムなのだ．

　例えば，IS のように自分の宗教性を根拠に無差別テロ，虐殺を仕掛けることは他者に対して説得力がないし共感もされない．しかし，イスラム教の宗教的自由を最大限尊重することと説明可能性は全く矛盾しない．

　日本の医療の問題は「ハリソンを読まない」ことではない．日本語のテキストだって全く構わない．他国の人たちに「これが日本のやり方だ」と自信をもって表明できる内容の妥当性さえあれば．**問題は，日本語で書かれた教科書やガイドラインが，時にあまりに稚拙すぎて，他国の人たちには恥ずかしくて読ませることができないところにあるのだ**．そもそも外国人に読まれることを想定してないし．

　「ジェネシャリ」は欧米など国際社会では知られていない新しい概念だ．これを日本で充実させ，海外にも説明したい．なのでぼくは理論生成の論文を書いた[2]．日本オリジナルな発信と説明．グローバル化はインバウンドに

行うというより，アウトバウンドにやるべきなのだ．

◆参考文献
1) Iwata K. Gram staining by physicians: an invaluable practice still seen in East Asia. Clin Infect Dis. 2004; 39(11): 1742-3. [PMID: 15578391]
2) Iwata K. Genecialist manifesto: overcoming the "class struggle" in medicine. Int J Gen Med. 2013; 6: 221-6. [PMID: 23596354]

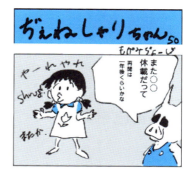
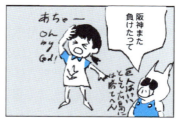
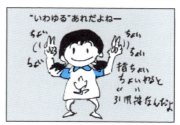
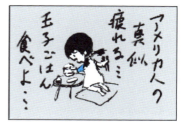

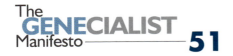

エリーティズムとボトムアップ
―― 自己を肯定しつつ，否定する

　ぼくが医学教育にかかわってだいぶになるが，この5年くらいで，自身の教育態度に大きな方針変換を施している．それが，エリーティズム（elitism）とボトムアップ（bottom up）の問題だ．

　もともとぼくは，教育とは「自分を乗り越える存在を育て上げること」だと思ってきた（今でもそう思っている）．教え子が自分を乗り越え，さらに素晴らしい仕事をしてくれれば教育者として本望という気持ちでいた．そして，感染症屋としては世界のどこに行っても通用するトップレベルの人物育成が自分の仕事であると思っていた（今でもそう思っている）．アメリカの大都市でも，アフリカの奥地でもきちんとした仕事ができる．自分の所属する大学とか医局とか同門会とか，そういう仲間内だけでしか通用しない小人物にならない．まあ，こういった目標を持って教育を行ってきた．

　誤解を恐れずに言うならば一種のエリーティズムである．そして，亀田総合病院や神戸大の教え子たちには，卒業後はスタンドアローンの医者として世界のどこに出しても恥ずかしくないようなスーパーな働きを期待してきた．

✥

　繰り返すが，今でもエリーティズムは持っている．そして，それは必ずしも悪いことではない．しかしながら，「エリート教育だけではだめだ」と思うようにもなった．それがこの5年くらいの心境の変化である．

　スーパーな働きを期待するということは，そのようなパフォーマンスが示されない場合は失望するという意味だ．だから，ぼくはこれまでたくさんの失望感も味わってきた．しかし，この失望を止めようと考えている．つまり，ハイエンドな人材ばかりを育てる必要はない，という割り切りができるようになったのだ．

世の中には得手不得手というものがある．Aということを，1の努力でやってのける才能の持ち主もいれば，10の努力を要する者もいる．いや，どんなに頑張ってもできない者だっている．かくいうぼくも運動神経（医学用語にあらず）が鈍く，長年やってきたサッカーが一向に上達しない自分の情けなさを呪ってきたものだ．できない者には，できない．それを簡単なハードルとして軽々と乗り越えてきた人は「何やってんの！」となじるのである．
　もっとも，「できない」という壁を自分自身が勝手に作っていることもある．本当はできるのに，やっていないのだ．「どうせ俺には無理」と挑戦する前から諦めているのである．怠惰のために，臆病のために．
　しかしながら，そういう怠けている者，怯えている者の尻を叩いて無理やりやらせてみても，やはりうまくはいかないのだ．そういうやり方で厳しく教えてしまうとその項目に対する嫌悪の情が芽生えてしまうからだ．時にそれは教育者に対する嫌悪の情にすら転化する．嫌悪の情が生じたものは長続きしない．
　とはいえ，諦めてしまうのはもっとよくない．人物を諦めるのは一番残酷な仕打ちである．それは，厳しくしつけるよりもさらに残酷な仕打ちだ．
　医学教育専門家と呼ばれる人たちのなかには，この手の残酷な仕打ちをえげつなく，いとも簡単に行っている人が多い．一般論として（もちろん例外はあるが），英米における「教育」の要諦は優れた人物のセレクションにあるとぼくは思っている．専門家たちはソフトでナイスでフレンドリーな教育を展開し，自身の教育理論と哲学にのっとった柔らかい教育を実践するのだが，相手の出来が悪く，ホープレスだと判断すると容易にドロップアウトさせるのである．タチが悪いことに，彼らは自分たちの残酷さに全く気付いていない．

　では，パフォーマンスの悪い教え子を厳しくしつけるでもなく，かといって諦めたり捨てたりするでもない．そのような教育が果たしてあり得るだろうか？
　ある．それは，待つことである．
　教える側は決して教育のコンテンツを安売りしてはいけない．しかし，ステップを作ることはできる．「グラム染色やったくらいで感染症をわかったつもりになるな」と言ってはならない．「グラム染色さえやっとけば感染症

はオッケー」とハードルを下げてもいけない．「今は，グラム染色ができているこの段階でよい」というステップの承認が大事だ．次のステップもちゃんとあることをほのめかすのである（直言する必要はない）．

医学には満足してよい到達点はない．ないけれども，「差し当たり今はここにいてもよい」という「休憩所」に各人はいる．自分に満足してしまえば，人は成長を止める．しかし，自分に不満ばかりでは常に不全感が残り続ける．自己を肯定しつつ，否定する．「いいんだけれども，だめだ」．そのようなアクロバティックなメンタリティーが必要だ．

日本の教育の問題点の多くは「待たない」ことにある．進級や卒業や入試といった「締め切り」があり，その締め切りまでに決められたパフォーマンスを済ませなければならない．そのスピードを持てない者が「劣等生」となるのだ．しかし，本当だろうか？　他の人が1か月で習得できることを5か月で習得するのが悪いことであろうか．5年かけて，いや，10年かけて悟ることがいけないことであろうか．別に何年かけたっていいじゃないか．とぼくは思うようになったのだ．

特に問題になりがちなのは，プロフェッショナリズムとかキャラである．プロフェッショナリズムを欠いた人物はたくさんいる．キャラに問題がある人物もたくさんいる（ぼくもその1人だ）．が，そういう人物がある日あるとき急に"飛ぶ"ことがある．もちろん，そんな都合の良い話がいつも起きるとは限らないが，少なくともそういう事例はある．逆に，非常に優秀だった研修医がダークサイドに落ちることだってある．いついかなる瞬間でも，ぼくらのパフォーマンスは飛躍的に伸びるチャンスや，地に堕ちてしまう陥穽を持っているのだ．

だから，教育者はいついかなるときも一喜一憂している場合ではないのだ．一見，見込みがないように思える研修医でも10年後に大化けするかもしれない．いや，大化けしないまでも，いま2の力がない者が2の力を持てるようになれば，指導の意味は十分にある．弟子の能力開発をするだけが教育の醍醐味ではない．全体のボトムアップに資していればそれでよいという考え方もある．

内田樹先生の逆説が好例だ．大学全入時代になって大学生が「バカになった」

という人がいる．確かに大学生の平均のパフォーマンスは下がったかもしれないが，日本の若者全体の平均値は大学全入時代になって上がっているのである．小学校や中学校で進級を諦める人がいっぱいいる国と，みんなが大学教育を受けられるのとどっちが全体のパフォーマンスを上げるか．自明であろうと内田先生はいう．ぼくはそういう発想が（も）大事だと思うようになった．以前はそう思っていなかったので，反対する意見（エリーティズム）も理解するけれども．

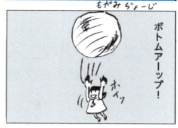

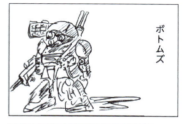

ジェネシャリストは三角形である．三角形の大きさにゴールはない．どこまで横に広がってもストップラインは存在せず，どこまで高くとんがっていってもその先にはさらに高い道がある．だからこそ現状に満足し，かつ不満でい続けなければいけないのだ．

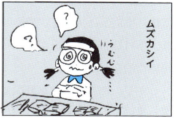

ずっと学生のレポートを添削しているが，「君のレポートは失敗作だ」とは評しない．「君のレポートは失敗作だ．でも，いまは失敗していてもよい．失敗しているという点に気付いていれば，それでよい」といった添削をするようになった．

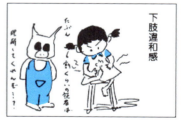

ぼくは日本の医学，医療教育のあるべき姿は「諦めないこと」だと思う．「諦めないこと」「待つこと」．この二つを実践していれば，英米型の教育よりもはるかに大きなパフォーマンスを全体としては示すようになると思う．長寿社会とは「成長を待つ」ことを可能にした社会ではなかろうか．時間は（割と）たっぷりあるのだから．

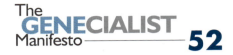

"ジェネラルとスペシャル"再々考
―― フレームワークを壊せるか？

　われわれはみんな，自らのフレームワークを持っている．世界観と言い換えても良いし，「立場」と呼び換えても良いだろう．

　たいていのジェネラリストは，実はジェネラリストではなく，スペシャリストもたいていは本当のところではスペシャリストではないという指摘をした（第47,48章）．この話を「フレームワーク」という観点から再考したい．

　家庭医は一般にジェネラリストと呼ばれている．ところで，以前ある家庭医は「家庭医は，家庭医療学のスペシャリストなのだ」という主張をしていた．それはもちろん，よい意味を含意していたのだと思う．そして，それは事実なのだとも思う．

　しかし，他方それは家庭医とか家庭医療学というフレームワークに収まってしまい，そこから一歩も出ないことを意味している．これは危険である．

　この場合，どのような事象に対しても「家庭医の立場としては」という家庭医目線からは一歩も離れられない．家庭医療学のフレームワークを超えることはない．ジェネラルに考えているようで，実は一種の「井の中の蛙」状態になっているのだ．

✣

　例えば，患者のバックグラウンドに配慮して……みたいな言い方をするけれども，そこでも世界の構造はあくまでも家庭医療学的な視点，世界観で構成されている．その世界観から見える「患者のバックグラウンド」にすぎない．

　ぼくは何十年も前から，このような陥穽を回避するための訓練を繰り返し

てきた．訓練と言ってもそれほど難しいことではない．ある問題について，常にトライアンギュレーションを行ってきた，というだけだ．

　それは，「私が私の立場にいなかったとしても，同じ判断，同じ見解を保てるか」という自己検証，トライアンギュレーションだ．

　例えば，「私が医者じゃなくても同じ意見を保てるか」「私が男でなくても同じ意見を保てるか」「私が大学職員じゃなくても同じ意見を保てるか」「私が日本人じゃなくても」「私が黄色人種じゃなくても」「私がヘテロセクシャルじゃなくても」……．同様のやり方でいくらでも検証は可能である．慣れれば実に容易な話だ．

　容易な話なのだが，このような自己検証，トライアンギュレーションをやっている人を見いだすことは極めてまれである．たいていは「医者の立場から言えば……」「男として……」「大学側から言うと……」と自分のポジショントーク全開である．

　「私が家庭医じゃなくても……」というトライアンギュレーションが行われれば，それは家庭医療学的な目線を離れ，どのような立場にいても同じ見解を見いだすことができる．これこそが解の一般化だ．ちなみに，「私がオバさんになっても」は恋愛感情の一般化を表現した至言である（もう，みんな知らないかな？）．

❖

　「一般化」．すなわちこれこそが真にジェネラルな目線なのである．

　ジェネラルな目線を持つためには自らのフレームワークを認識し，それを超えたり壊したりする練習をせねばならない．手っ取り早い方法はいろんな国に行っていろんな人に会うことである．自分の価値観に親和性の高い国，地域，文化，人だけでなく，自分の思いもよらなかった新しい「知らない世界」を開拓するのだ．これを人は「冒険」と呼ぶ．

　もっと手っ取り早い方法は読書である．漫画も含んでよい．あるいは映画鑑賞でもよい．乱読がよく，自分の知らない世界を開拓できるものがよい．

　本稿を書く前日の午後，ぼくは回診時にケインズの言葉，「I'd rather be

vaguely right than precisely wrong」を引用した．感染症屋は得てして重箱の隅突きに躍起になってしまい，グランド・ピクチャーを見失ってしまうからだ．すると，フェロー（後期研修医）たちのほとんどがケインズを知らなかったので驚いた．

　もちろん，教養の多寡は相対的なものだから，経済学者をどこまで知っておくのが「常識」と言えるのかはわからない．ハイエクだったら知らなくてよいのか，森嶋通夫ならどうなのか……．一般化できる境界線はどこにもなさそうだ．

❖

　にしたって，さすがにケインズぐらいは知っといてもらわないと困るとぼくは思う．患者ケアのときに，金銭とか経済という視点はとても重要だ．感染症オタクの知識だけで医療スキームを作るといびつなものになってしまいがちだ．エイズ患者に無思慮に高額な新薬をとっかえひっかえしたりするプラクティスがその一例である．ケインズを原書で読めとは言わないが，専門領域外の教養は極めて重要である．

　ウィメンズ・ヘルスの専門家がときに狭量になるのは，女性のことしか考えなくなっているとき，女性の話しかしなくなっているときだ．地域医療の担い手が地域のことしか考えないときも同様だ．感染症屋が感染症目線だけを持っていると感染症のプロとしては三流に落ちてしまい，彼（女）はただの感染症オタクになってしまう．「バイキンと抗生物質」の話しかできない感染症屋は，危うい．

　ジェネラリストが，真の意味でジェネラルでなくなっているのは「ジェネラリストと呼ばれるスペシャリスト」になっているからだ．もちろん，それは「ジェネシャリ」ではなく，むしろ対極の存在だ．ジェネラリスト目線をあえてぶち壊すような，フレームワークを超えた，ぶっ飛んだ発想や視点を持てるようになったとき，かの人は本当の意味での「ジェネラル」となる．

　フレームワークの外には，もちろん「スペシャリストの視点」も含まれる．だから，本当にジェネラルな人はスペシャリスト目線も併せ持つ．ここに至

り，やっとジェネシャリな眼差しが生まれるのである．

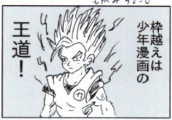
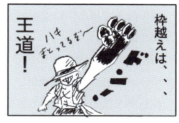
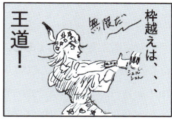
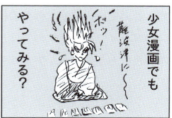

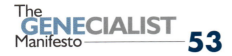

ジェネシャリストの三角形は「三歩進んで二歩下がる」で成長させよ

　数年前まで某市中病院の総合内科初診外来を週一回やっていた．これがなかなか面白い．

　面白いというと語弊があるかもしれないが，もちろんfunnyの意味ではなく，interestingの意味だ．

　救急外来ほど重症患者ではなく，診療所（開業クリニック）と違って初診ばかりなのでバリエーションは多い．普通の風邪のこともあれば，一見風邪のように見えて実は……ということもある．

　大学病院に勤務するようになってからもプライマリ・ケアの修練を欠かしたくなかったぼくとしては，この週一の外来はとてもよいリハビリというか，トレーニングの場であった．

　しかし，故あって別の病院の感染管理や診療をお手伝いしなければならず，この総合内科初診外来の仕事は辞せねばならなくなった．そのため，自分のプライマリ・ケアの力はかなり落ちてきているという実感がある．やらないと，力が落ちる．アタリマエのことだ．

❖

　では，悲しいことばかりかというとそうではない．亀田総合病院にいたときは総合診療をやって感染症診療をやって感染管理をやってとたくさんのタスクを抱えていた．

　さて，神戸大に異動したときに一番腐心したのは既存勢力との協調である．神戸大病院にはすでに感染制御部があり，新しく立ち上げた感染症内科は感染症診療にコミットはするが，感染管理には手を出さないという内約

（密約？）を病院長の前でとった．どこぞのナンバー内科のように同じ仕事がバッティングし，足を引っ張り合うというくだらない話はまっぴらだったからだ．

ぼくらのミッションは病院のパフォーマンスをよくすることであり，それはつまりは患者やコミュニティの役に立つことだ．自分のやりたい仕事をやって，自己満足に浸るのが目的ではない．だから，感染管理の仕事は感染制御部に任せ，感染管理上の問題が生じたときは「内々で」議論することにした．外的には一枚岩であるという認識を保ち，「感染症内科と感染制御部で言ってることが違う」ということが外的に生じることはゼロであった．そのなかで，薬剤部などと協調してBig gun projectという共同作業を行うこともあった[1]（注）．

総合診療初診外来をできなくなったのはつらい．プライマリ・ケアのトレーニングの強度がどうしても落ちるからだ．しかし，そのおかげで新任地ではしばらく離れていた感染管理の業務にどっぷり浸かることができている．忘れていたことも多かったし，自分の知らない新しい知見も多々ある．

これを絶好の機会とばかりに一念発起して米国の感染管理のテキストで猛勉強し，CIC（Certification in Infection Control）という資格を取った[2]．日本人では数人しか持っていない資格だ．

ジェネシャリでいることは快楽だが，ジェネシャリの難しさは「ジェネ」と「シャリ」のバランスにある．どちらかに力が入ると，もう片方がどうしてもおろそかになる．これは別に「ジェネ」と「シャリ」だけの問題ではなく，二足のわらじを履いているときに必ず起きる問題だ．ピッチングか，バッティングかみたいな形で．

注：このBig gunは2018年の「第2回薬剤耐性（AMR）対策普及啓発活動表彰」の「薬剤耐性へらそう！」応援大使賞を受賞した．応援大使は篠田麻里子さんである．ただ，悲しいかな，ぼくは篠田麻里子さんが誰かを知らない芸能音痴である．

医療の世界では臨床と研究のバランスがそれに当たるだろう．研究にどっぷり浸かっている間は，どうしても臨床力がガタ落ちする．臨床へのコミットメントもダダ下がりする．逆に臨床に力を入れている間は研究をやっている暇がない．

　両方バリバリこなすのは難事である．特に基礎研究と臨床の両者をトップレベルでやるのは不可能だとぼくは思う．「俺はやっている」という人がいればそれは超人級のスーパースターか，単なる勘違いであろう．前者は希少種だ．多くの場合は，「臨床」を見くびっている故に起きる．「週一回外来やってますよ」くらいを「臨床」と思っている輩が犯しがちな間違いで，こういうのが「クリニシャン・サイエンティスト」とかを自称するからとても迷惑なのだ．

　確かに，「ジェネ」と「シャリ」のバランス取りは難しい．しかし，見方を変えてみれば一種の快楽ともいえる．一生懸命ジェネラルにコミットする．その後，少ししおれたスペシャルの方を再復習し，さらなるレベルアップを図る．セッティングによって求められる「ジェネ」と「シャリ」の配分は異なる．

　もちろん，大事なのはセッティングのほうであり，手前勝手に自分の好みを押し付ける訳にはいかない．ある場所では総合診療外来をやり，別のところでは感染管理をやるように．馬術に長けた秋山好古が，日露戦争では馬を降りて歩兵戦を選択したように〔司馬遼太郎『坂の上の雲』（文藝春秋）参照〕．

❖

　そうやって，横の成長に努め，縦の成長に努める．理想的にはジェネシャリの三角形はどんどん大きくなっていくべきだが，しばらくするとシュリンクする部分も出てくるから，よくて「三歩進んで二歩下がる」である．しかし，大事なのはそこではない．常なる動，常なる成長，常なる努力，常なる変化が要求されるジェネシャリの世界では「マンネリ」という言葉はない．いつだってエキサイティングで，サムシング・ニューで，楽しいことこの上ないのだ．

多くの学生は医学部に入学した時点で勉強をやめる．相当数の医者が国家試験後にやめる．さらに相当数の医者が学位を取った後に学ぶことを放棄する．ジェネシャリは違う．いつまでたっても勉強だ．そこにはマンネリはない．「これでいい」もない．「ここまで」もない．

三角形は動的で常に未完成なのだ．未完成ということは常にさらなる成長の余地が残されているのだ．退屈している暇はないのだ．

◆参考文献
1) 荒川創一. 週刊医学界新聞. 第 2980 号.
2) CBIC のウェブサイト.

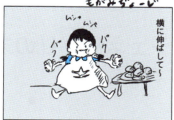
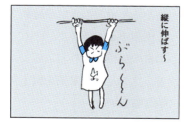
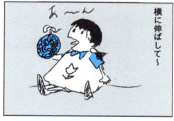
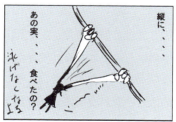

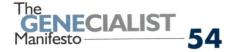 54

ジェネシャリの未来

　長かった本書も本章が締めである．お付き合いいただいた読者の皆様に心から感謝申し上げます．

　本書の締めくくりとしてジェネシャリの未来を展望してみたい．

　ジェネシャリの未来を展望するとは，要するに医療の未来を展望することに他ならない．

　未来予測は難しい．しかし，一つだけほぼ確かなことがある．それは，医療の未来が今の医療と同じようなものにはならないだろうということである．それは歴史を振り返り，現在の医療が江戸時代までの医療や，昭和より前の医療，昭和時代の医療とはまるで違うものであることから，簡単に推察できることだ．

　ちょっと前までは，Ｃ型肝炎は手のつけられない疾患だと思っていた．治療薬は万能ではなく，効かないジェノタイプも多い．副作用も多い．効果的なワクチンが存在しない．まことに厄介な存在であり，臨床的にも公衆衛生的にもインパクトの大きな疾患であった．

　ところが，新しい抗ウイルス薬が雨後の筍のようにニョキニョキと開発され，臨床現場で活用されるようになり，Ｃ型肝炎治癒は現実のものとなった．多くの患者がＣ型肝炎ウイルスから完全に自由となり，疾患が消えてなくなっている．自然界のリアルなレザボアを欠くこの感染症は，場合によっては近い将来撲滅することだって可能かもしれない．

　同様に，Ｂ型肝炎も効果的な医療政策で激減させることが可能だろう．逆

説的に肝臓を専門とする臓器専門医は（その見事なまでに素晴らしい成果によって）滅びゆく運命にあるかもしれない．滅ばないまでも，希少種になってしまう可能性は高いと思う．

❖

　一般に「選択と集中」は下手(げしゅ)である．それはバクチであり，失敗した時のロスが大きすぎる．ある専門領域に特化しすぎたスペシャリストは，医療の進歩やセッティングの変化で容易に死に体となる．特殊ながんの執刀を専門にしていたある医師は，ひょんなことから地域医療の担い手となるよう求められて，現場で「できること」が皆無なことに呆然としていた．

　その地域もどんどん消失してゆく運命にある．地域での小児科医のニーズは減少し，その後高齢者までもが減少してゆく．現在のニーズを基盤に医療の姿を決めていくと，10年の後にはそのニーズそのものが消失する．よくある話だ．

　要するに，スペシャリストは，特に先鋭化したスペシャリストは将来の希望が保証されないのである．それは「選択と集中」というバクチだ．

　では，ジェネラリストであれば未来が保証されているかというとそうではない．前述のように多くの「地方」は消えゆく運命にある．多くのジェネラリストは人口が集中する都市での診療を余儀なくされるかもしれない．中国地方とか四国地方と言えば「田舎」という感じかもしれないが，多くの人たちは県庁所在地をはじめ，事実上の都市に住んでいる．

　あるジェネラリストは「妊婦，お産が診られなくてジェネラリストを名乗るな」と言っていた．が，都市においてはむしろ産婦人科との協調，分業があるべき姿なのかもしれない（そう決めつけているわけではないが）．神戸大でぼくが感染管理にコミットしなかったように，セッティングによって医師に求められるニーズは変化する．ただジェネラルなだけでは生きていけないセッティングだってあるかもしれない．

例えば，国内外で災害が発生した時，災害現場でコミットしたいという医療者も多かろう．被災地では一般的にリソースが枯渇し，人材が枯渇するため一人一人のポリバレンスが必要となる．地域医療がそうであるように，「これしかできない」という人材は役に立ちにくい．
　一方，災害現場でこそ生きるスペシャルティもある．救急外傷ケアのスペシャルティ，メンタルヘルスのスペシャルティ，エコーの技術，感染管理能力……災害現場でも質の高い仕事をしようと思えば，やっつけ仕事にしないためには，そこに「専門性」はどうしても必要となる．

※

　ジェネシャリは一生勉強し続ける常に変なる存在である．彼，彼女はスタティックではなく，環境の変化に応じて横に，縦に成長し続ける．
　たとえ AI が人間の医療分野に深く食い込んでこようとも，成長し続けるジェネシャリは全ての環境下で生存と成長の手段を模索し続ける．高齢化が進もうとも，外国人がコミュニティに入ってこようとも，あるいはその他われわれが想像もしなかったような大きな変動が医療の環境に入ってこようとも．
　あえて言おう．**ジェネシャリは医療者の"選択肢の一つ"ではない．おそらくはボラタイルで予想し難い現在と未来においてわれわれが生き延びていくための"ほぼ唯一の選択肢"である．**
　そうでない全てのスペシャリストもジェネラリストも，流動していく環境下で滅びるか希少種になるか，あるいは一時の隆盛の徒花に散るか，あるいは「やっつけ仕事」の連打で生きていくしかなくなっていくであろう．これがぼくの未来予測である．
　そして，全ての医療者がジェネシャリになった時，医療者の立場は相対化される．二元論はなくなり，だれもがフラットな関係となる．円滑なコミュニケーションが可能となり，われわれはもっとわかり合える存在となる．夢のような話かもしれないが，夢を見ないで未来を語るくらいむなしいものはない．

全世界の医療者よ，ジェネシャリとなって団結しようではないか．

（了）

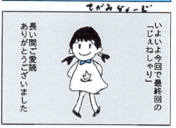
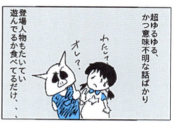
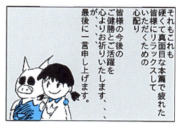
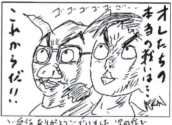

本書は，医学書院発行「週刊医学界新聞」第 3035 号（2013 年 7 月 15 日号）〜第 3247 号（2017 年 11 月 6 日号）に計 54 回連載された『The Genecialist Manifesto　ジェネシャリスト宣言』を書籍化したものである．なお，書籍化にあたって一部加筆・訂正を行った．

固定の視座と流動の視座 ──「ジェネシャリスト宣言」解説──

東京医療センター総合内科　尾 藤 誠 司

　この本は実に味わい深くて，医療の専門家として仕事をしている何らかの人間であれば，自分の現在の座標を見直すことができるようなヒントが満載です．一方で，この本の中で言われている「ジェネラリスト」「スペシャリスト」をそのまま「総合診療医（あるいは，家庭医，総合内科医，GP などなど，まあ，本当になんでもいいんですが）」「臓器別専門医」と置き換えて理解すると何だが困惑してしまうことにもなります．なので，私のこの文章を「解説」として位置づけてくれるとうれしいですし，私もこの文章を「解説」として書いてみたいと思います．この文章から本書を読み始めていただくのも結構ですし，本文をすべて読んでからこの文章を読んでいただくのもまた違った味わいがあるようにしたいと思います．

　「ジェネラリスト＝総合診療医」「スペシャリスト＝臓器別専門医」という理解で本書を読み進めるとやや困惑すると書きましたが，その理由は「ジェネラリスト/スペシャリスト」という言葉の意味がいろいろあるからです．たぶんその意味をおおざっぱに分けるなら「役割」「能力」そして「視座」だと私は解釈しています．そして，「ジェネラリスト＝総合診療医」「スペシャリスト＝臓器別専門医」という理解はそのうちの何かというと，どれにも当てはまりません．これらはただの「看板」です．我が国の総合診療クラスタに住む人たちがアイデンティティに苦しんでいるのを長年見てきたのですが，その理由を一言でいうなら，「看板」と「役割・能力・視座」がごちゃごちゃになってしまっている苦しみなのだと私は理解しています．基本的に「看板」はアイデンティティとはあまり関係ないものなのですが，なぜか「看板」にアイデンティティを求めてしまうことによって総合診療クラスタの人たちは苦しんでいるように私には見えます．一方，この『ジェネシャリスト宣言』で書かれているものの多くは「視座」についてだと私は理解しています．

　ここで少し私自身のことを書きます．私は「総合診療医」看板としてはかなり年季の入った履歴を過ごしてきました．医師になって最初の二年間初期研修の期間以降は 26 年間ずっと「総合診療医」とか「総合内科医」の看板で仕事をし続けています．私が属している東京医療センター総合内科は，「診療」としてはたぶんと

ても守備範囲の広い診療をしています．感覚器および外傷以外のすべての初診，救急診療，高齢者医療，さらにはガイドラインとかが日本語でも存在している一般的な病気の診療の多くを当院の「総合内科」で担当しています．なぜなら，それが半径数キロの中に100万人以上が住む東京西南部地区に建つ地域医療支援病院においてそのような機能は具合がよいからです．とはいえ，守備範囲が広いとか言っても実質診療している内容の80％くらいはいわゆる「内科」の範疇でまとめられるものです．なぜなら，東京西南部の総合病院で私たち総合内科に属する医師たちがお産に関わったり全身麻酔をかけたりするのは「求められていない」からです．

一方，当直とか休日診療については「内科当直/内科日直」の範囲においてさえも当科でカバーしているのは全体の半分程度で，ほかの半分は脳神経内科や腎臓内科，膠原病内科，消化器内科，血液内科等の看板で仕事をしている医師たちによって担当されています．なぜなら，そのほうが私たちの病院の機能が「高機能」かつ「長続き」するからです．当院の腎臓内科に所属している医師は，夜間や休日に来院されるめまいや気管支炎，腹痛などの患者さんを「内科救急担当医師」として当たり前のように診療しています．そして，総合内科の我々はそのことを「ありがたい」とも思っていませんし，ましてや「領海侵犯だ」などとはみじんも思っていません．なぜなら，これが普通の日常だからです．

私個人は，「総合内科」という看板で仕事をしている医師の一人として，病院の重要な入口機能を担っています．この機能を担う上では，症候診断とか，コスト・エフェクティヴネスだとか渉外能力だとかのいわゆる「ジェネラル」な能力が役に立つため，日々そのトレーニングを行っています．一方で，私には「スペシャリスト」としての役割もあります．今勤務している病院における私の「スペシャリスト」としての役割は「倫理コンサルタント」と「卒後臨床研修の制度設計士」と「問題を解決できそうにないillnessとともに生きる患者のケア」の3つです．なぜ私がこの分野の「スペシャリスト」になったかというと，一つはこの病院を良好に維持する上でそれらの機能がほかの病院職員たちから求められたこと，そしてもう一つは，それらのことを学び身に着けることについて私自身が好きだった，かつ得意としていたことだと振り返って思います．そして，私は「環境に求められたことに答えようとすること」と「自らが好きで，得意であること」がバランスよく統合していることが，専門家としての重要な資質であると考えています．

解説 ● 固定の視座と流動の視座

　私が考える「スペシャリスト的視座」と「ジェネラリスト的視座」とをとてもシンプルに言うのなら，それは「固定の視座」と「流動の視座」です．あるいは，「待ってくれている人」と「踏み出す人」という表現でもよいかもしれません．文脈を共有している専門家集団の中で「待ってくれている人」の存在はたいへん頼もしいものです．実際，自分が総合医として働いている場において，頼りになる専門医は常にこの「待ってくれている感」をまとっています．こちらがクライアントとしてその「待ってくれている場所」に踏み入れれば，おそらく何かしらの価値あるカードを手に入れることができるという安心感は，依頼する側のサービスの質も安定させます．

　翻って，「踏み出す人」の洞察によって現状の隠れた問題は明らかになり，クライアントのニーズは掘り起こされます．私は，高いジェネラルマインドをもってサービスを行っている象徴的な事業体はセブン・イレブンだと思っているのですが，セブン・イレブンは常に踏み出し，常にアンテナを張り，常に流動しています．そして，そのことを消費者にはあまり意識させずジェネラルのコアバリューの神髄ともいえる「近くて便利」をどんな時でも，どんな状況でも実現させているところは本当にすごいです．「深い探求」は「固定の視座」の結果生まれる行動であり，「広い役割」は「流動の視座」の結果出来上がる役割モデルなのでしょう．そして，「踏み出すこと」は本書29章でも書かれているように，「おせっかい」とは異なるのです．「おせっかい」は，「踏み出すこと」ではなく「引きずり込むこと」といってもよいかもしれません．

　面白いもので，イワタ先生も本書で論述しているように，質の高いスペシャリストは必ず「ジェネラリスト的視座」を持っています．ただ「好きなこと，得意なことを深く探求する」という視座だけでは，その人を頼りにしようとするクライアントは出てきません．自分の周囲の環境に何が足りないのか，自分が持っている能力のうち何が必要とされているのかというニーズに自分の興味や能力を寄り添わせていくという意識が，スペシャリストをより価値の高いものとさせていきます．そして，その意識は「流動の視座」から生まれるものなのです．一方で，総合診療系の医師たちの中で私が尊敬している人たちは，だいたい高い「スペシャリスト的視座」を持っています．自分と自分が属する環境が行う医療サービスを全体として良質なものにするためには，自分ですべてをやろうとしないことです．全体の調和を鑑みたときには，自分個人は自分の興味や特性にあわせたうえでの先鋭化を試みな

がら，コンサルタントとして「固定している存在」の役割を率先して持つようになるのだと思います．

おそらく，すべてのヘルスケア専門家は自分の中に「ジェネラリスト的視座」と「スペシャリスト的視座」を持っているはずだと私は考えていますが，その両方の視座をうまくかみ合わせながら仕事をしている人間がイワタ先生の言う「ジェネシャリスト」なのだろうと私は理解しました．そして，残念ながら，現状の我が国の医師クラスタにおいては，この両方の視座をうまく調和させながら「環境に求められたことに答えようとすること」と「自らが好きで，得意であること」を自分の持ち場でうまくやっている人は決して多くはありません．本書には，その現実に対する毒吐きというよりは，「日本の医師はもっともっとよくなれる」という希望が書かれていると思います．本書中にしばしば「日本の総合医は実はスペシャリストを目指している」とか，「日本の専門医はスペシャリストとはいいがたい」という言葉が出てきますが，それはおそらく「固定の視座」と「流動の視座」がうまくかみ合っていないということを指摘しているのでしょう．お互いの視座が相互にエンハンスされるような存在がジェネシャリストなのだろうと私は理解しました．

バランスの良いジェネシャリストに今の日本の医師が2upくらいバージョンアップすれば，今の診療サービスの質は大きく改善されるでしょうし，おそらくそれが唯一の処方箋だということについては私もイワタ先生と同意見です．構造的に「総合診療医（看板）をたくさん増やしましょう」ということではないのです．そして，現状からの変革を想定するのであれば，それは今の看板で働いている医師たちの看板はそのままにしながら，そこに「ジェネラリスト的視座」と，「ジェネラリスト的視座によってより価値が高いものとなるスペシャリスト的視座」を注入していくことなのでしょう．少なくとも，私の周りにいる整形外科医や専門内科医，放射線科医，さらには内仲間の総合内科医やユマニチュードを実践している看護師たちを見ている限りではその期待は十分に持ってよいと思っています．結局のところ，「ジェネシャリスト」とは本質的な意味での専門家（プロフェッショナル）を指すのだというのが私の理解です．専門家は，いつも三歩進んで二歩下がり，進んだ三歩よりも下がった二歩の意味について考える存在なのです．反省し続けること，"Feel"しながら"Think"することが，ジェネシャリストのコアバリューだと私は本書から感じ取りました．

解説 ● 固定の視座と流動の視座

　最後に，本書でやっぱり一番ラブリーなのは『じぇねしゃりちゃん』です．この4コマ漫画を見ると，イワタ先生が『キン肉マン』の大ファンであることが理解できます．たぶん，『ギャグマンガ日和』も好きなんじゃないかな？　そして，「今この時」にコミットしたい表現者なのだということが理解できます．リアルな表現者は，その時その時の自分のマインドセットにあった多彩な表現方法で自分を表現しようとするものです．私も機会がもしもらえるのなら，自分のバンドのCD付きの本を出してみたいです．ここはうらやましいなあ．

著者略歴

神戸大学微生物感染症学講座感染治療学教授．1971年島根県生まれ．1997年島根医科大学（現・島根大学）卒業，沖縄県立中部病院，ニューヨーク市セントルークス・ルーズベルト病院，同市ベスイスラエル・メディカルセンター，北京インターナショナルSOSクリニックを経て2004年より千葉県の亀田総合病院の総合診療・感染症科部長などを歴任，2008年より現職．2017年より感染症総合誌『J-IDEO』編集主幹．著書，論文多数．
『抗菌薬の考え方，使い方 ver.4』（中外医学社）
『目からウロコ！ 外科医のための感染症のみかた，考えかた』（中外医学社）
『ワクチンは怖くない』（光文社新書）
『感染症医が教える性の話』（ちくまプリマー新書）ほか

The GENECIALIST Manifesto
ジェネシャリスト宣言　©

発　行	2018年12月1日　1版1刷
著　者	岩田健太郎
発行者	株式会社　中外医学社
	代表取締役　青木　滋

〒162-0805　東京都新宿区矢来町62
電　話　　（03）3268-2701（代）
振替口座　　00190-1-98814番

印刷・製本／三和印刷（株）　　＜HI・HU＞
ISBN978-4-498-04864-5　　Printed in Japan

JCOPY ＜（株）出版者著作権管理機構 委託出版物＞

本書の無断複写は著作権法上での例外を除き禁じられています．複写される場合は，そのつど事前に，（社）出版者著作権管理機構（電話 03-3513-6969, FAX 03-3513-6979, e-mail: info@jcopy.or.jp）の許諾を得てください．